わたしは白い歯

最新ホワイトニング&クリーニング法

椿 智之

TEETHART
ティースアート
代表

Art Days

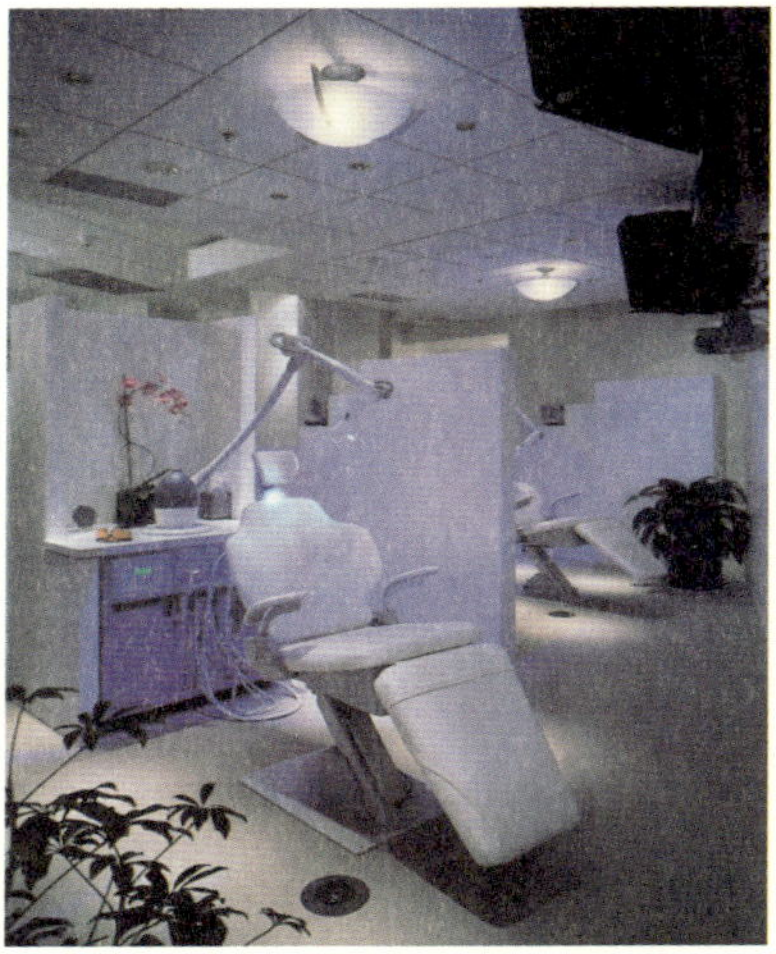

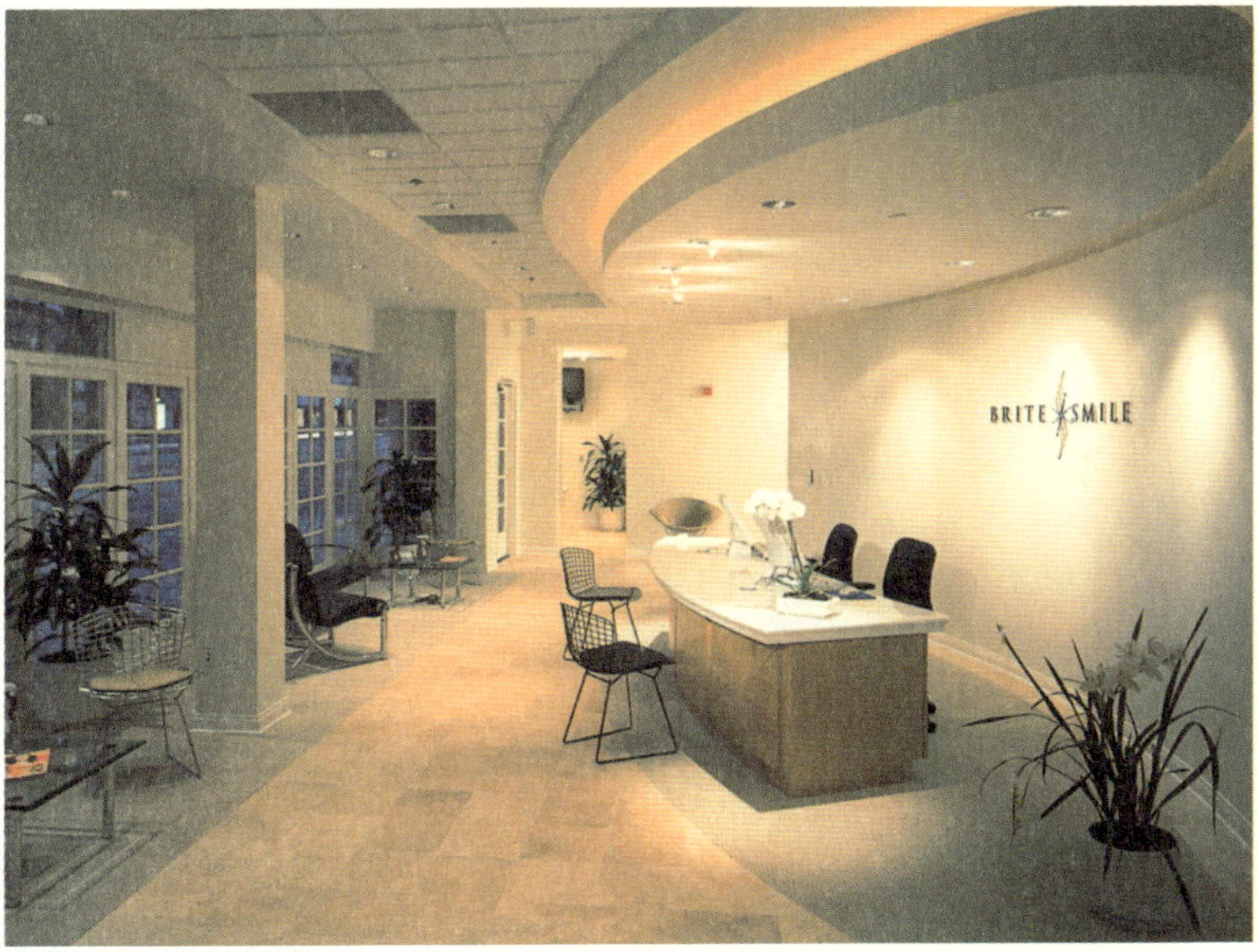

アメリカ国内の“ブライトスマイル・ホワイトニングセンター”

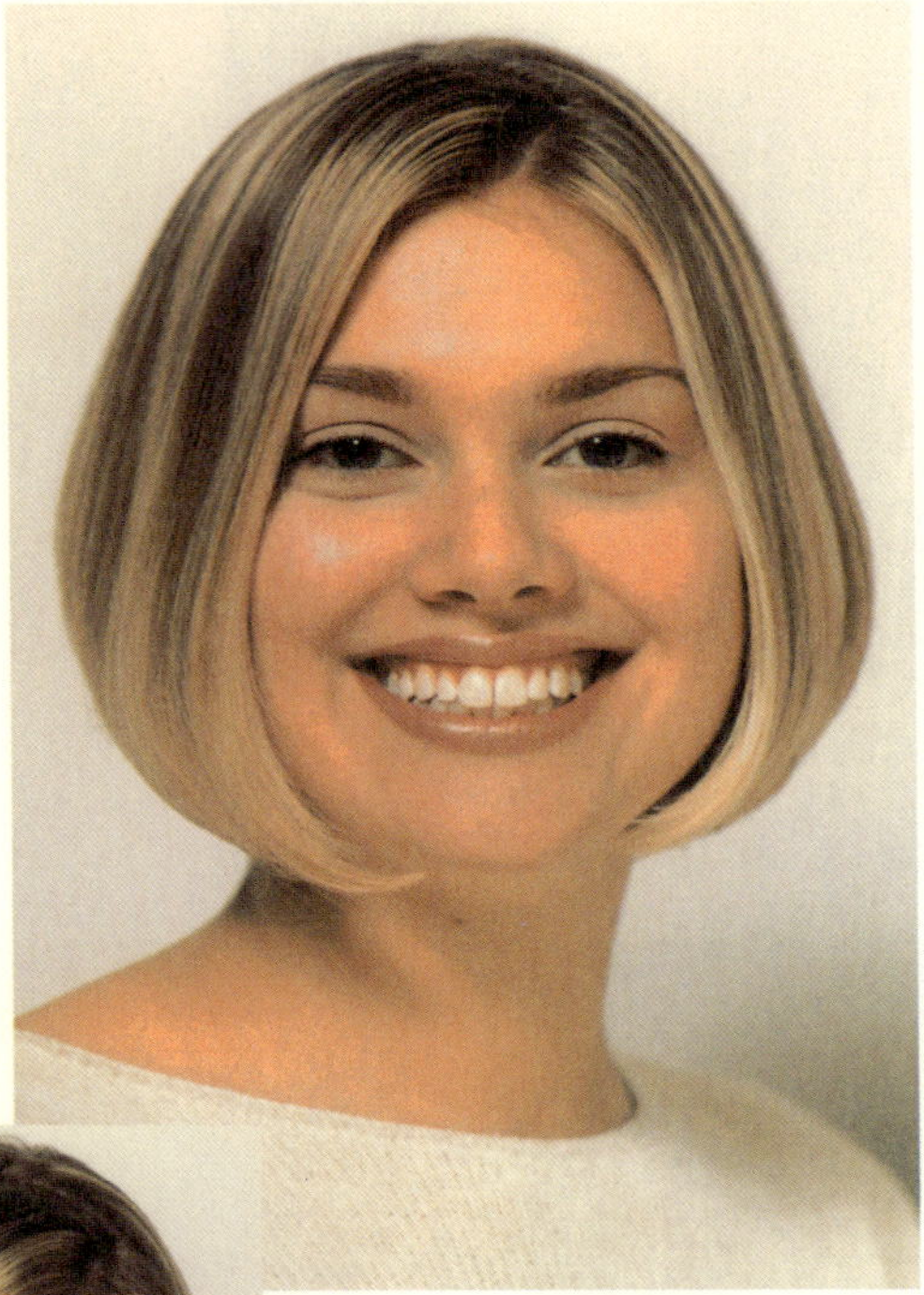

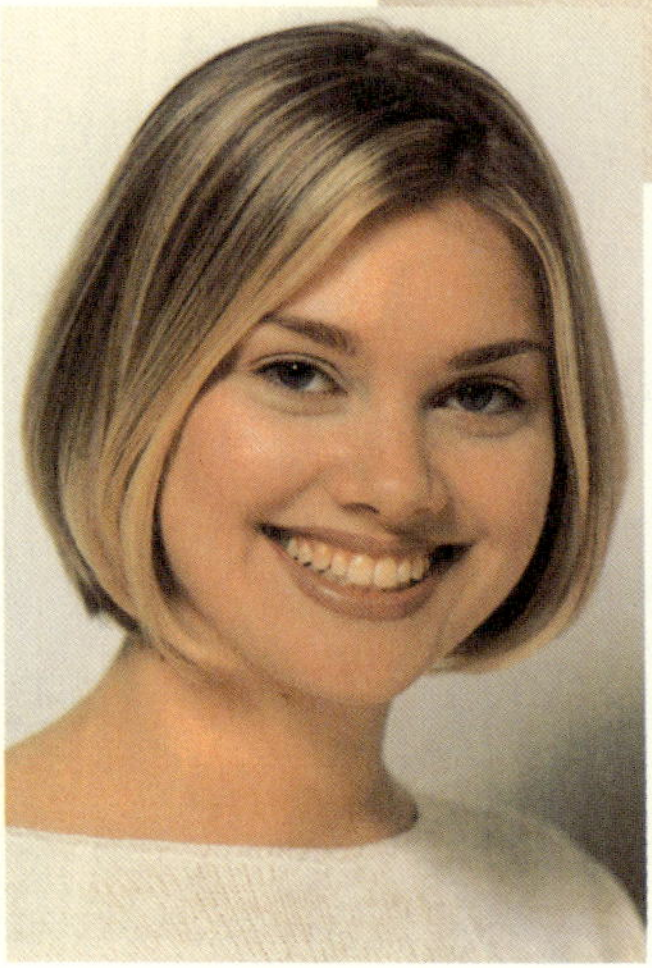

ブライトスマイルによる
ホワイトニング効果（P.92）

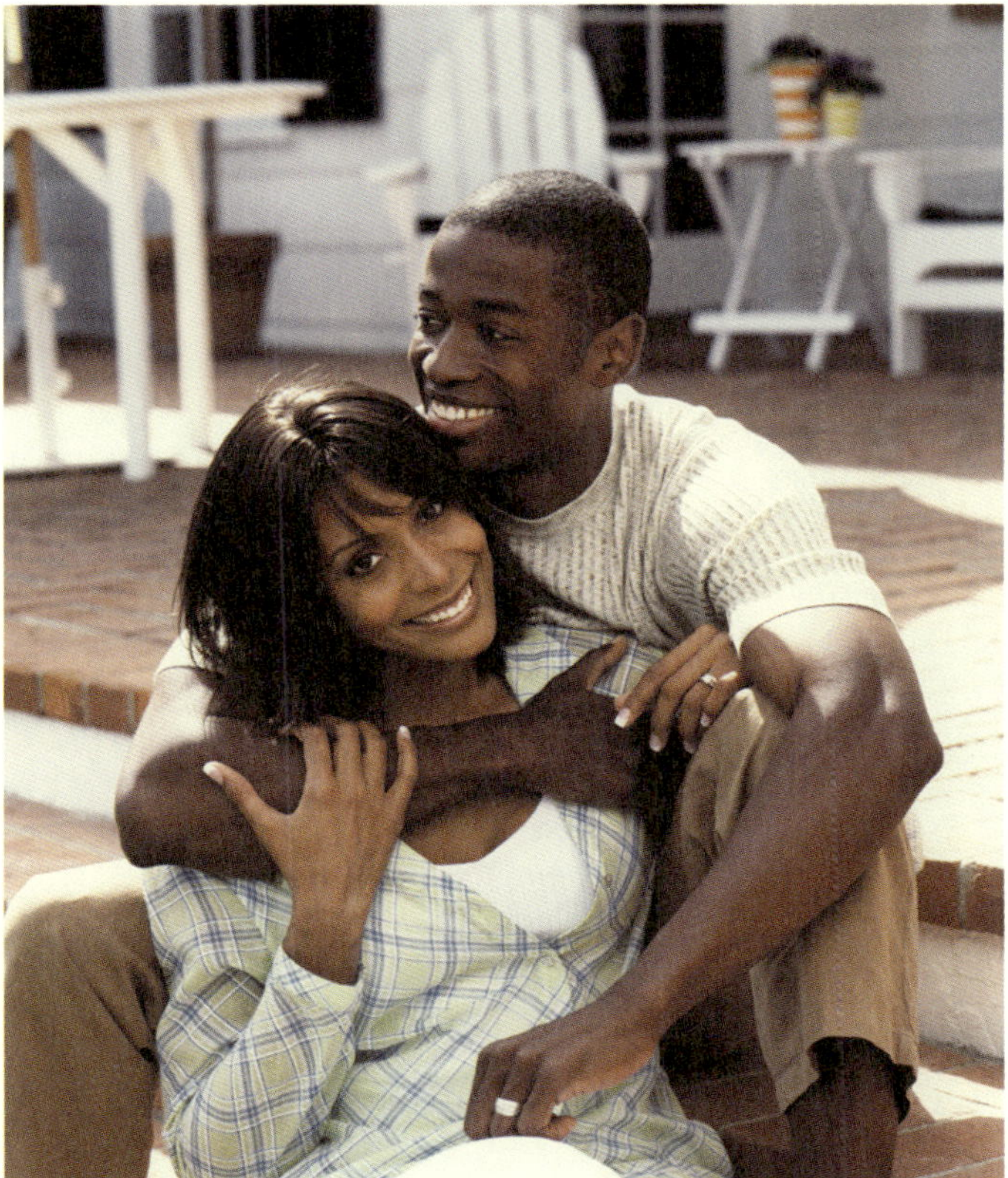

肌の色が黒いと歯が白く見える（P.127）

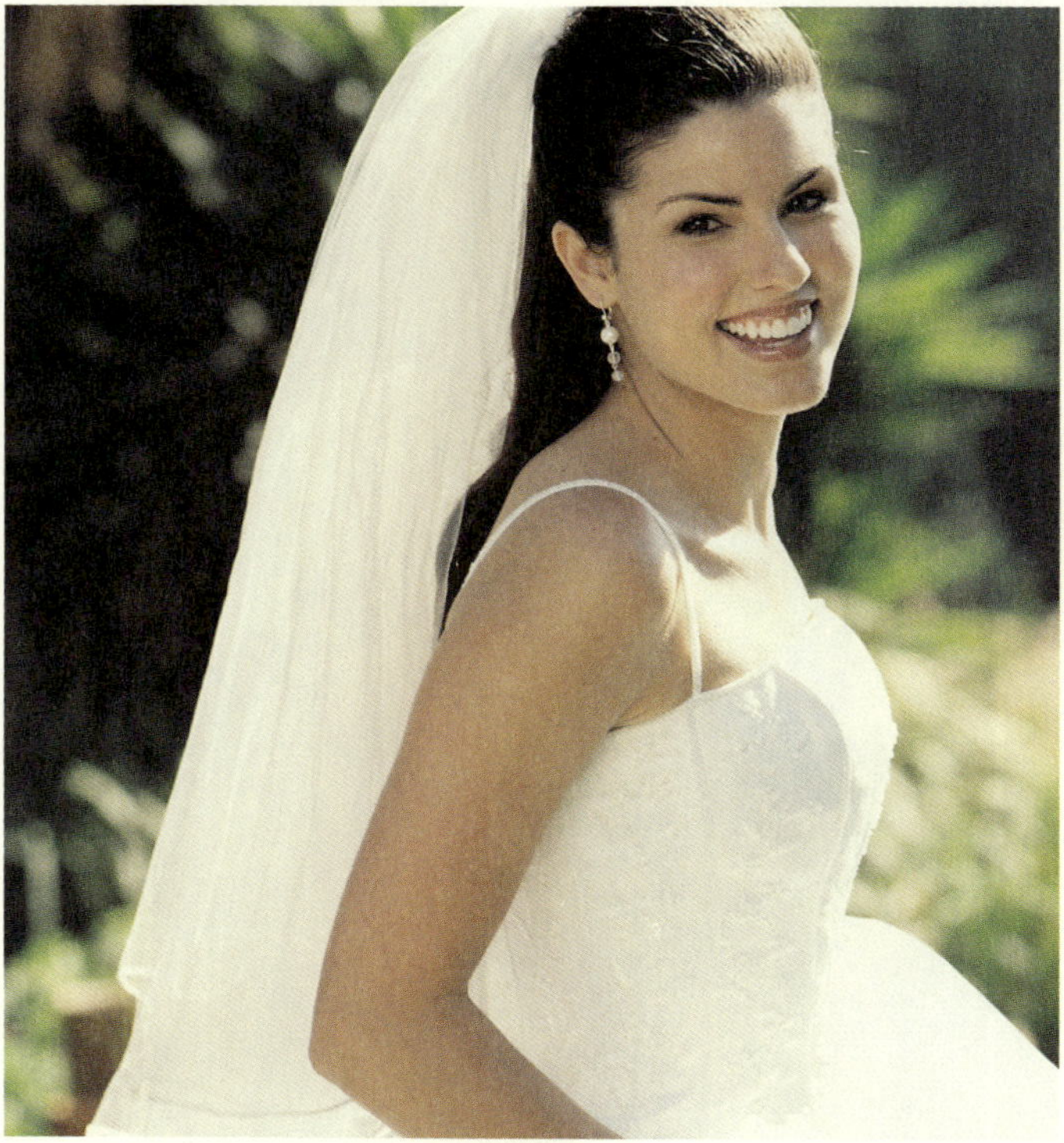

ウェディングドレスには“白い歯”がよく似合います

◇目次◇

4　さあ、歯を白くしてみましょう　41

5　アメリカン・ホワイトニング最新情報　79

6　革命的ホワイトニング＝ブライトスマイル　91

7　ホワイトニング以外に歯を白くする方法　99

8 歯を白くするコツ教えます 111

9 歯を白く見せるには 125

10 歯が白いと運が開ける 131

14　歯を白くするグッズ大公開　187

1

芸能人はやっぱり歯が命!

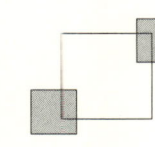

芸能人の歯が白いのはなぜ？

「芸能人は歯が命」。当時、東幹久と高岡早紀のアパタイト入り歯磨きのCMで話題になりました。あれから八年。最近急にテレビに出てくるタレントさんたちの歯がきれいになったと思いませんか。芸能人といっても生まれつきみんながみんなあんなに白いわけではありません。最近歯を白くしだしたのです。実は日本では今、アパタイト歯磨きのときのブームに次ぐ第二次白い歯ブームを迎えています。でも歯ってどうやって白くするの？　本当に白くなるの？　それらの疑問をこれからお話していきましょう。

「白」にはどんなイメージがあるのでしょうか。「清潔」「健康的」「純粋」「さわやか」「無垢」「正直」「初めて」などなど。歯を白くすることによってタレントにとってはイメージアップにつながることばかりです。これは一般の人にも当てはまることで、いくら「不潔」で「不健康」で「汚れて（？）」いても真っ白い歯で微笑むといい印象を相手に与えることができるのです。アメリカのハリウッドではもう何年も前から歯を白くすることは常識。今度ハリウッド

1

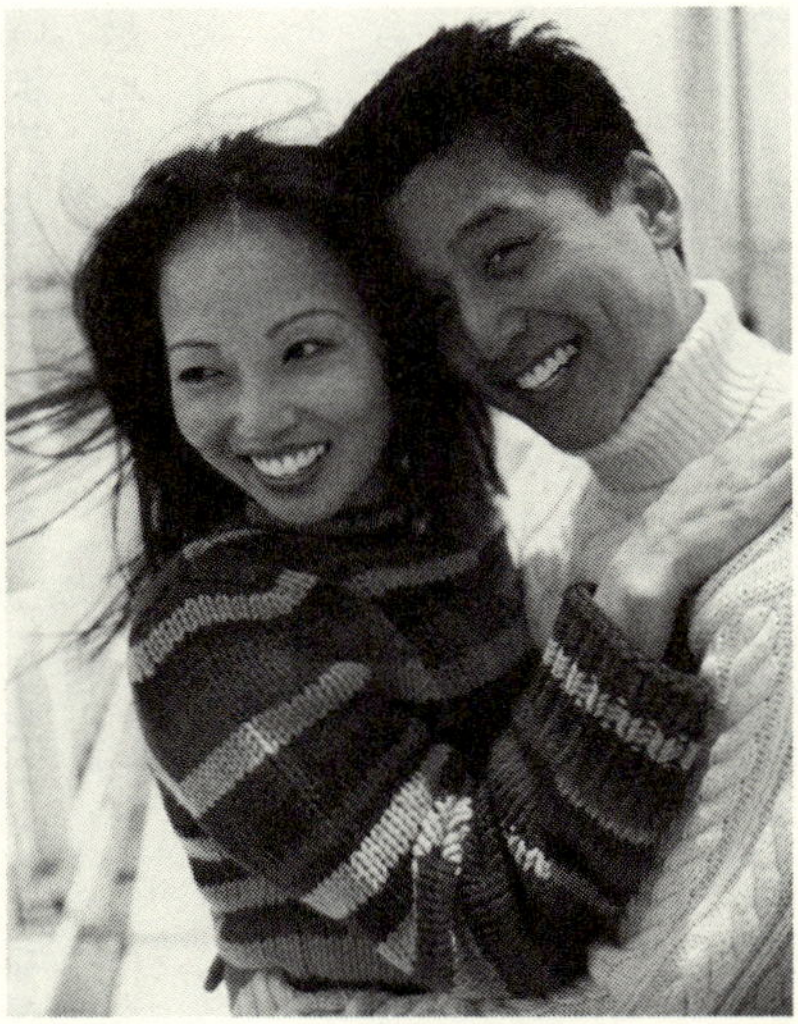

映画を注意深く観察してみてください。みんなとても歯が白くてきれいなことに気がつくでしょう。日本でもやっと歯を白くすることの大切さがわかってきたのです。

また、最近では歯を削ったり傷つけたりすることなく白くすること（ホワイトニング）ができるようになったため、ひと昔前の「削ってかぶせて白くする」方法よりも手軽にエステやネイルケアと同じように利用することができるようになったことが白い歯のブームに拍車をかけました。さらに一日わずか一時間で二十本前後の歯を一気に白くできる方法も開発され、何度も通うことなく白くできるようになったのです。今ではタレント事務所ではデビュー前のタレントの歯をきれいにしてからメディアに出すようになってきており、私ども『ティースアート』でも多くのタレントさんや事務所からのご相談をお受けしています。だから最近のタレントさんたちはみんな歯が白いのです。

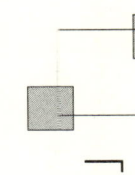

「明眸皓歯《めいぼうこうし》」は美人の条件

「明眸皓歯」聞いたことありますか？　澄んだ瞳と美しく白い歯が美人の条件であるという中国から伝わった熟語です。唐の詩人杜甫が「哀江頭詩」の中で「明眸皓歯今何在（明眸皓歯、今いずくにか在る）」とあの絶世の美女、楊貴妃のことを詠った詩であるとされています。きれいな白い歯は美しいスマイルを作り、美しいスマイルは人を幸せにします。いくら顔が美しくても笑顔が美しくなかったら台無しですよね。歯を白くするということはその人の人格まで変えてしまう場合があるのです。

ある日『ティースアート』に美しい女性が訪ねてきました。その女性はスタイルもよくとてもきれいで特に大きくきれいな目が印象的だったのですが、唯一の欠点は歯並びと歯の色の悪さでした。彼女はこの歯のために何度も嫌な思いをしてきたそうです。特に以前付き合っていた彼に歯の汚さを指摘されたときから、人前で笑うことはおろかしゃべることもためらってしまうような状態になってしまったのです。それ以来、人間不信に陥り人前では笑わず無愛想な嫌な女になってしまった、こんな自分が嫌で嫌でしょうがないとのことでした。初めは矯正治療の後にホワイトニングすることを勧めましたが、何年もかかってしまうことに我慢できない、今すぐにでもこの歯を何とかしたいとの彼女のたっての希望だったので、矯正をあきらめ前歯六本をセラミックスで治療することにしました。これであれば短期間で歯並びと歯の色を一緒に改善することができるからです。約一ヶ月後、白くきれいな歯を手に入れた彼女は今までとは全く違ったビッグスマイルで『ティースアート』を後にしたのです。「明眸皓歯」という言葉がぴったりになった彼女はこれからはきっと有意義な人生を送ることができるでしょう。

1

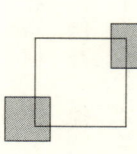

スポーツ選手も歯が命？

スポーツ選手と歯は関係ないんじゃない？　なんて思っていませんか。

よーく見てください。スポーツ選手で歯がかけている人や汚い人ってあまり見かけませんよね。一重まぶたの人や顔の大きい人、髪の毛の薄い人（失礼！）などはいるのに。単なる偶然？　いえいえ違います。タレントやモデルはともかくスポーツ選手まで前歯の悪い人や汚い人がいないのは偶然とはいえません。皆さんの周りにも笑ったときに歯が一本ない人（もしくはないように見える人）や歯並びがとても悪い人、すきっぱの人、歯が黒く見える人、ヤニだらけで汚い人が一人くらいはいるのではないでしょうか。でもテレビに出てくるような一流のスポーツ選手にはいません。そういう人は歯にも気を使っているのです。多くのスポーツ選手は瞬発力を出す際に歯を食いしばります。このときに奥歯にかかる力は1平方センチメートルあたり約70キログラム。歯や嚙み合わせが悪ければ力がでないのです。

では前歯はどうでしょうか？　食いしばるのに前歯は関係ありません。でもみんな前歯もきれいですよね。前歯はその人の運を左右します。「運も実力のうち」といいますが、やはり運がよくなければ勝ち抜いていくことは難しいでしょう。歯がきれいでなければ一流にはなれないっていうことです。また、トップ選手に前歯二本の中央が内側にへこんでいる人が意外に多いのです。これは単なる偶然なのでしょうか？　あなたの周りに前歯二本の中央がへこんでいる人が何人いますか。このことはあとで「歯相学」で詳しくお話しします。

1

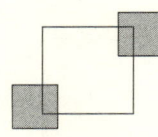

日本人の歯の歴史

日本人の歯に対する意識はなぜ低いのでしょうか。そのルーツは縄文時代にさかのぼります。日本の古代人を研究していた考古学者の佐原真博士によると、縄文人は成年になる儀式で前歯を抜いていたそうです。狩りや戦いには無駄に白い前歯が邪魔になったということでしょう。

江戸時代にはご存知のように「お歯黒」という習慣がありました。平安時代から始まったといわれているお歯黒は初期の頃は成人になった儀式として行なわれていましたが、その後、結婚した婦人がお歯黒をするようになりました。お歯黒には「黒」という色が他の色に染まらないということから夫に対する忠誠心のしるしともされ、当時行なわれていた「眉そり」とともに「やつし」のひとつとして女性の魅力を消すために行なわれていたといいます。日本ではこのお歯黒に代表されるように「隠す文化」「恥の文化」です。

長い間、隠すこと、一歩引くことが美徳とされてきました。女性が笑うときも口をあけて歯を見せて笑うことは下品、奥ゆかしく口に手をあてて笑うように教えられた時代もありました。

それゆえに歯並びが悪くても歯の色が汚くてもあまり気にはならなかったのだと思います。

しかし、時代は変わりました。数十年前までは高嶺の花だった海外旅行も気軽に行くことができるようになり、外国の人と接する機会が増えてきました。また最近ではインターネットの普及により海外の情報も瞬時に手に入るようになったのです。欧米では口に手をあてて笑うと「何か隠し事があるのではないか」「口臭がひどいのではないか」「内緒話をしているのではないか」と思われ、相手に嫌な感じを与えてしまいます。欧米人には日本独自の「隠す文化」は理解できません。国際社会、情報社会になった今、この鎖国状態を解いてきれいな歯で思いっきり笑う新しい日本人になってみませんか。

2

知っておきたい歯のケアの常識

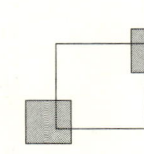

間違いだらけの歯ブラシ選び

歯ブラシはどのようにして選んでいますか？　安いからといって安易に買っていませんか？　有名メーカーの歯ブラシであればあまり問題ありませんが、量販店で売られている外国製の歯ブラシはあまりお勧めできません。なぜならあまり安い製品はブラシの毛先をカットしたままで丸く処理されておらず、歯や歯肉を傷つけてしまう可能性があるのです。この毛先のラウンド処理は丁寧に行なえば行なうほど経費がかかってしまうため、安くすることが困難となります。

ここで歯ブラシの選び方のコツをお教えしましょう。

まずは毛先。先ほどもお話ししましたように毛先が丸く処理されたものがいいでしょう。有名メーカーのものであれば間違いありませんが、一般的には指の腹で毛先を触ってみてください。チクチクする場合にはラウンド処理されていない可能性があります。使い捨ての歯ブラシはこのタイプです。

2

次に歯ブラシのヘッドの大きさですが、日本人は欧米人に比べ口や歯の大きさが小さいため、なるべくコンパクトなほうが合っています。アメリカやヨーロッパ製の商品にはヘッドの大きいものがありますが、これらは日本人には合わないので止めたほうがいいでしょう。奥歯の狭いところや歯が重なっているところなど細かいところが磨けません。

三つ目はヘッドの形。最近では歯ブラシのヘッドが歯全体を効率的に磨ける卵型のものが流行っています。これも欧米からの流れなのですが、欧米製は卵形のヘッドがかなり大きめにできており、やはり日本人にはちょっと大きすぎるようです。日本製では同じ卵型でも少し小さくできていますので、奥歯でも磨けるようになっています。また、従来型のオーソドックスな形の歯ブラシも日本人には合っています。現在主流のスクラッビング法や歯周病予防のためのバス法などもこのオーソドックスな歯ブラシのほうが使いやすいのです。これもなるべくヘッドはコンパクトなものを選びましょう。

四つ目は植毛。基本的には三列植毛をお勧めします。三列植毛であればどんな磨き方にも対応でき、日本人の小さい口にも合うからです。卵型の歯ブラシでは三列にこだわりませんが、最大のところで四～五列くらいのものがいいでしょう。

五番目は植毛の密度。一箇所に二十二本以上がお勧めです。毛の密度が上がれば刷掃能力も上がり効率よく歯を磨くことができます。

六番目は毛の質。ほとんどはナイロン製です。豚の毛などのナイロン以外の製品はあまりお勧めできません。

また、歯ブラシはおよそ一ヶ月ごとに交換することをお勧めします。毛先が開いてきた歯ブラシは刷掃能力が極端に低下し、一生懸命に磨いてもぜんぜん汚れが落ちていないということになりかねません。また一ヶ月くらいたった歯ブラシには目に見えない雑菌が繁殖しており、歯を磨くたびにこの雑菌を歯にこすりつけていることになります。

できれば日にちを決めて毎月同じ日に歯ブラシを交換するようにしてみたらどうでしょう。

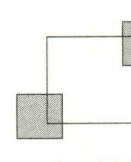

電動はもう古い!? いま主流の〝音波歯ブラシ〟

近年電動歯ブラシがよく売れています。これに伴い電動歯ブラシはいいのでしょうかという質問を多く受けるようになりました。歯ブラシを選ぶとき、当然電動歯ブラシも考えのひとつに入ると思います。従来型の電動歯ブラシは大きく分けてふたつに分けられます。ひとつはヘッド部分が回転するカップ型のもの、もうひとつはブラシが前後運動して汚れを取るものです。

2

電動歯ブラシは手動の歯ブラシよりも効率よく磨くことができますが、使い方によっては逆に雑になってしまうことがあります。電動歯ブラシといえども丁寧に一本ずつ磨くように心がけることが大切であり、細かいところは手動の歯ブラシで仕上げ磨きをすることにより、よりきれいに磨くことができます。

しかし、最近ではさらに技術が進み、ヘッドが高速で振動して汚れを取ることができるようになりました。それが「音波歯ブラシ」です。一九八七年にワシントン大学の医師とバイオ・エンジニアとのプロジェクトチームによって開発に着手、一九九二年に一号モデルが完成し、アメリカのオプティバ社（現フィリップス社）から発売されました。

この音波歯ブラシ（商品名『ソニッケアー』）は、毎分三万一〇〇〇回の振動と約5ミリの振幅により細かい〝泡〟を発生させ、毛先があたっていない約2～3ミリ先の汚れも落とします。さらに細菌の構造を変化させて活動を抑制する効果もあるのです。この『ソニッケアー』発売以来、その色素除去能力も高く評価され、発売わずか五年でアメリカの電動歯ブラシ市場の約四割を占めるまでになりました。アメリカ国内の多くの審美歯科医院でも採用されるようになり、ホワイトニング後のメンテナンス用として使われています。その数、年間一八〇万本、世界中ですでに一三〇〇万人以上の人に愛用されています。そして、後述の全米に展開しているホワイトニング専門サロンのブライトスマイル社でもホワイトニング後のメンテナンス用に

『ソニッケアー』を採用したのです。

日本では一九九六年から正式に輸入が始まり、発売以来七〇万本を売り上げています。『ティースアート』でもすぐにメンテナンス用として各店で販売してきましたが、その効果の高さからすぐにベストセラー商品となり、二〇〇二年の大手通信販売会社では年間トップになったそうです。音波歯ブラシは今では国内電動歯ブラシ市場のおよそ四五パーセントを占めるまでに成長しており、従来型の電動歯ブラシに迫る勢いです（二〇〇一年日本能率協会総合研究所調べ）。今では他メーカーも追随し、同じような音波歯ブラシを発売していますが、研磨剤を使わずに色素沈着を取り除き、歯を白くできるのは今のところソニッケアーだけです。

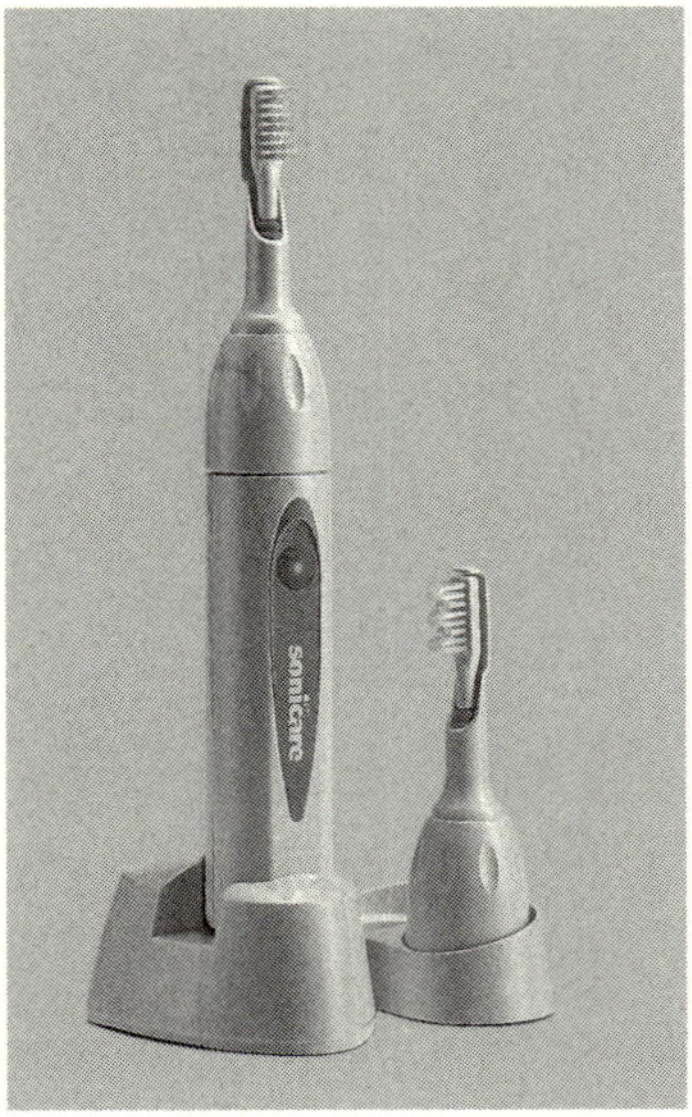

「ソニッケアー」

2

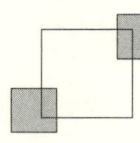

知っておきたい歯の磨き方

皆さんは歯をどうやって磨いているでしょうか？　誰かに教わったのだと思いますが、ご両親に教わった方やかかりつけの歯医者さんに教わった方、友達に聞いたという方などさまざまだと思います。要はきれいに磨ければ何でもよいのですが、それが難しいのです。ではどうすればきれいに磨けるのでしょうか。

残念ながら自分だけで一〇〇パーセントきれいに磨くことはほとんど不可能です。よく磨けている人で八〇パーセントくらい、磨けていない人だとなんと三〇パーセント以下。「磨いている」のと「磨けている」とは違うのです。例えば一日三回しっかり磨いていてもなぜか虫歯になってしまう人、茶渋やヤニがついてしまうという人、結構多いのではないでしょうか。これは磨き残しがあるためです。一日三回同じ所ばかり磨いていたら磨いている箇所はきれいですが、磨けていないところは何年も歯磨きしていないのと同じ状態になっているのです。これでは虫歯になっても不思議ではありませんよね。

ひと昔前には、食事の後一日三回三分以内に三分間磨きなさいというういわゆる「三、三、三の法則」というものが推奨されていました。現在では研究が進み、虫歯ができるにはある程度の「時間」が必要で短時間では虫歯にならないということがわかってきたため、この三、三、三の法則が覆されてきています。

一日三回雑に磨くのであれば、一日一回でも丁寧に磨くことが推奨されています（もちろん三回丁寧に磨くのであればそれに越したことはありませんが）。

「三分以内」という表現は、最近では「食後なるべく早く」に変わってきました。歯は口の中が酸性（pH5.5以下）になるとカルシウムが溶け出してしまいます。食事の後は口の中が酸性になり、そのままにしておくと三十分くらいは酸性の状態が続き虫歯が発生しやすくなるため、なるべく早く歯ブラシをしたほうがカルシウムの溶け出し（脱灰）を最小限に防げるのです。口の中が中性に戻ってくるときれいな歯の表面には、唾液の中にあるカルシウムが再び歯に沈着する〝再石灰化〟という作用が起こり、酸性の時に失われたカルシウムを補うことができます。日常、口の中ではこの〝脱灰〟と〝再石灰化〟という現象が交互に起こっていますが、口の中の酸性の時間が長いとカルシウムが戻りきれず虫歯になってしまうというわけです。

最後に時間ですが、三分に限らずしっかり磨けていれば一分でもいいと思います（ただし総入れ歯に近い人以外は自分のすべての歯を一分でしっかり磨くことは不可能に近いと思いますが)。要は時間に限らず丁寧に一〇〇パーセント磨くつもりで磨いてもらえばいいのです。ただ、自分の歯を一〇〇パーセント磨くのは歯科医師や歯科衛生士でもとても難しいことです(人の歯を一〇〇パーセント磨いてあげることはできるのですが)。やはりプロによる定期的なチェックや歯の掃除は必要なのですね。

2

〈歯の磨き方〉

歯をきれいに磨くにはその目的にあわせて磨き方と道具を変える必要があります。

虫歯予防：磨き方はスクラッビング法が主流です。歯の面に対して直角に毛先を当てて細かく震わせるように振動させます。「スクラッビング」とは「こする」という意味。歯をこするようにして汚れを落とします。歯ブラシのヘッドの形は卵形のオーバルタイプでも長方形の従来型であるスクエアタイプでもどちらでもOKです。毛先はラウンドカットされたタイプ、毛の硬さは普通をお勧めします。また完全な虫歯予防には歯ブラシだけでは足りません。歯と歯の間の汚れはデンタルフロス(糸ようじ)を使わないと取れないのです。このフロスの使用率が日本人は二〇パーセント以下と言われており、欧米に比べてかなり低いのです。歯と歯の間が虫歯になっているといわれたことはありませんか。ここは歯ブラシだけでは防げない部分です。虫歯を防ぐには是非フロスを使ってみてください。

歯周病予防：磨き方はバス法をお勧めします。歯と歯肉の間に毛先を四十五度に当てて細かく震わせるように磨く方法です。このとき毛先は歯と歯の間に三角形を作るようにし、この三角形が崩れないように震わせて磨くことがコツです。歯ブラシはスクエア型のオーソドックスなタイプがいいでしょう。植毛は二列か三列。毛先はラウンドカットされているものか細く加工されているものがお勧めです。毛の硬さは普通からやわらかめがいいでしょう。歯肉からの出血がなくなったら少し硬めを使ってもいいと思います。さらに歯周病予防には歯と歯の間を磨く小さい歯ブラシの歯間ブラシやゴムでできた歯肉マッサージ用のラバーチップなどの補助器具を用いて歯肉をマッサージしたほうがいいでしょう。

表面のステインをとる：歯の表面の色素（ヤニや茶渋など）を落とすには毛先の短い歯ブラシを使って、歯の面にブラシを直角に当てて円を描くように磨く「描円法」が向いています。毛先はラウンドカットされている必要はありませんが、あまりとがっていないほうがいいでしょう。毛の硬さは硬め。これにより効率的に色素を落とすことができます。『ティースアート』ではこの色素除去専用歯ブラシ「ティースアート・ホワイトニング」を発売しています。是非お試しください。

3

ホワイトニングが日本人の歯を変える！

アメリカ人はとても歯がきれい
――十年遅れている日本人の歯

私が歯科大学を卒業してすぐ、在学中にスポーツを通じて知り合ったロスに住んでいるアメリカ人の友達を訪ねていったことがありました。彼はアメリカの大学を卒業して二年が経っていたのですでに証券会社で仕事をしていたのですが、財布からあるものを出して私に見せてくれました。それは黄色い〝チケット〟のようなものでした。彼いわく「毎年誕生日が近づくと僕のホームデンティストから歯のクリーニングのお知らせが来るんだよ。これなら忘れないだろ。いい方法だと思わないか。日本でもやってみたら？」と。私はこの彼の一言に大変びっくりしました。日本でも定期的なチェックのお知らせ（リコールといいます）は以前より行なっている歯科医院は多かったのですが、歯のクリーニングを定期的に勧めているところはほとんどなかったのです。このときすでにアメリカでは定期的な歯のクリーニングが当たり前になっていました。これが『ティースアート』のアイデアの最初のきっかけになりました。一九九〇年夏のことです。

3

あれから十数年。アメリカに行ったことがある人はわかると思いますが、アメリカ人の歯ってきれいだなぁって思いませんか？　実はアメリカでは日本より一足早く、十年近くも前から空前のホワイトニング・ブームなんです。芸能人はもとより一般の人もみんな歯を白くしています。プロのホワイトニングを受けた人はここ五年間で三倍以上に増え、その経験率は市販されているものでの体験者も含めると、なんと九〇パーセント以上！　この中には毎日の食事にも事欠くような下層階級の人や入れ歯の老人も含まれますので、普通に生活している人のほとんどは歯を白くしたことがあることになります。

なんでそんなに？　と思うでしょう。実はアメリカでは、「タバコを吸う人」「太っている人」「歯が汚い人」「口がくさい人」は嫌われるのです。自己管理ができない健康に無関心な人というレッテルを貼られてしまいます。これは当然対人関係やビジネスにも影響してしまいます。

日本ではどうでしょうか。最近やっと歯列矯正が一般的になってきましたが、その利用率はまだおよそ一パーセントという水準。某有名私立小学校でさえも矯正治療の経験者は五割以下だそうです。歯のホワイトニングに関して言えば一九九〇年初めに、一部の歯科医院ですでに行なわれ始めていましたが、利用者はかなり少数でした。

初めてのホワイトニングサロン誕生は一九九五年五月。当時でも「審美歯科」「美容歯科」

という名称はあったのですが、削って被せる高額な医療という感じがありました。この年に歯を削らないことをコンセプトにした日本で初めての歯専門のビューティーサロンとして『ティースアート』の第一号店を銀座にオープンし、歯のホワイトニングをメニューの中心にしたのですが、当時はまだほとんどホワイトニングが知られていなかったため、利用者はあまり多くありませんでした。

一般の人に広く知られるようになったのは、一九九九年、お台場のヴィーナスフォートにネイルサロンやヘアーサロンなど他のビューティーサロンと一緒に出店できたためでしょう。テレビや雑誌、新聞など多くのメディアに取り上げられたことで、歯のホワイトニングは急速に一般の人にも知られるようになったのです。

しかし、もちろんこのことはアメリカの人たちは知りませんでした。ヴィーナスフォートに出店したその年の秋、アメリカに行ったときのことです。私のアメリカの友人が言いました。「私の夫は今、歯のホワイトニングにはまっているの。とってもきれいになったって喜んでいるわ。日本でもホワイトニングをビジネスとしてやればいいのに。きっと流行るわよ」と。

私にとってはかなりショックでした。「まさに今、そのビジネスをやっているんだよ」と言いたかったのですが、その言葉を飲み込みました。今、言ってもきっと本気にしてもらえない、ただ一歯科医院でアメリカの技術を使ってやっているだけだろうと思われたくなかったのです。

3

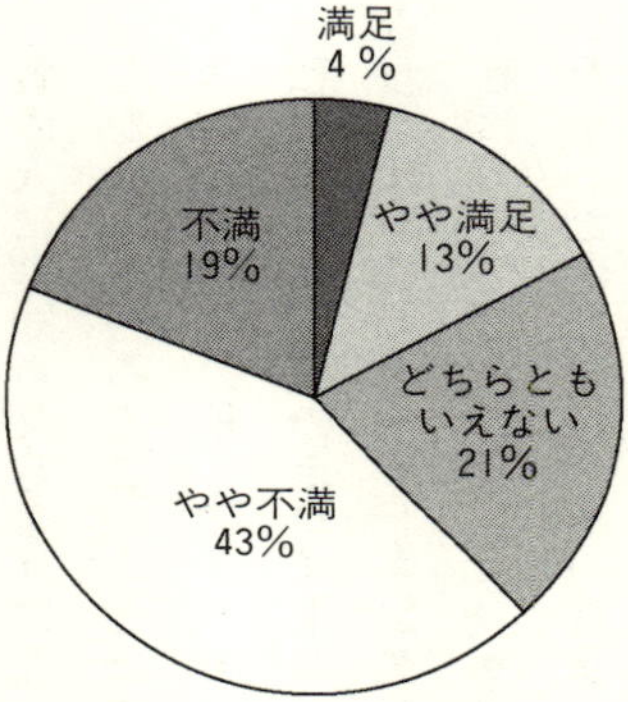

首都圏の20代ＯＬ層の
自分の歯の色に対する不満度

アメリカ人にとってみれば、まだ日本人は歯に関して遅れている人種としか思われていなかったことが悔しかったのです。でもそのうち情報が伝われば、日本でもアメリカに負けないくらい歯のホワイトニングが流行っているということがわかるだろうと思いました。

その後、予想通り二十代〜三十代を中心に流行してきてはいますが、利用割合からいえばまだまだほんの一握りといったところでしょうか。これはアメリカの十年前の状況に非常によく似ています。アメリカで歯のホワイトニングが一般の歯科医院で行なわれだしたのが一九八九年。当時は芸能人やファッションに敏感な人などを中心に利用されていました。それから徐々に一般の人にも浸透し、今ではネイルケアと同じくらい普通のことになったのです。

つい数年前も私がアメリカに行ったときのこと。初対面のアメリカ人に「あなたは日本人なのになんで歯がきれいなんだ？」と聞かれました。一瞬、その意味がわからなかったのですが、ちょっと考えてから「私は歯科医師でホワイトニングもしているんですよ。今では日本でも歯に気を使うようになっていますよ」と言ったところ納得していましたが、やっぱりアメリカ人は日本人の歯は汚いと思っているんだなぁと、改めて思ってしまいました。

日本でも今は「健康」「癒し」「美容」ブーム。歯のホワイトニングが流行ってくるのも当然の成り行きなので、これからはもっと歯を白くする人が増えてくるのではないでしょうか。すでにその傾向は見られます。

二〇〇一年に二十代ＯＬを対象にした街頭アンケートでは、自分の歯の色に満足している人は全体のわずか二割。この中にはすでに歯のホワイトニングを体験済みの人も含まれていると思われますので、もともと自分の歯の色に満足していた人はほとんどいないということですね。きっとこれからはますます歯のホワイトニングが一般的になってくるでしょう。アメリカ人が日本人の歯への意識の高さを見直す日も近いと思います。

3

ホワイトニング後進国ヨーロッパでは？

実は意外なことに、ヨーロッパ諸国では数年前まで歯のホワイトニングがまったくといっていいほど行なわれていませんでした。歯のホワイトニングはアメリカが発祥ということもあるのでしょうが（欧州諸国ではアメリカに偏見を持っている人がまだいるそうです）、日本と同じように薬事の認可が難しく、ホワイトニング剤（ペルオキサイド）の正式認可が下りていなかったのです。ホワイトニングサロンはロンドンやパリ、ミラノなどお洒落に敏感な街でもほとんどなく、『ティースアート』が歯のホワイトニング専門サロンをヴィーナスフォートに出店した際には、イギリス国営放送のＢＢＣから取材を受けたこともありました。なんでもイギリスでは歯のケアは行なわれていても歯を白くするという習慣がなく、当然『ティースアート』のようなサロンもないということでした。ＢＢＣのレポーターはどんな人が歯を白くしに来るのか、どれくらいで白くなるのかなどを聞いていきました。もしかしたらこのときの放送が引き金になったのかもしれません。

現在ではイギリスなどにホワイトニング専門サロンが続々登場、アメリカ・ブライトスマイル社の調べではアメリカ国内以外でのホワイトニング利用者数でロンドンがトップになったというのです。日本にホワイトニングが導入されてから数年遅れたイギリスに日本はあっという間に抜き去られてしまいました。これには驚きと同時に日本で歯のホワイトニングを広めようと努力をしてきた私たちにとっては非常に残念なことでした。もともと歯に関心が高かったヨーロッパ諸国ですので一旦歯のホワイトニングが受け入れられるとその広がるスピードが速かったのはうなずけます。

日本でも徐々にではありますが、歯のホワイトニングが一般的になりつつあります。数年後には日本人の歯もアメリカ人と同じくらい白くして、「日本人の歯は汚い」という悪評を見返したいですね。

4

さあ、歯を白くしてみましょう

歯の変色の原因は？

歯はなぜ黄色くなってくるのでしょうか。歯の変色の原因は大きく分けて歯の内側からのものと外側からのものに分けられます。

歯の内側から黄色くなる原因の多くは加齢による変色です。歯には半透明のエナメル質の内側に象牙質という黄色い層があるのですが、さらにこの内側を歯の神経と血管が通っています。生えたての歯の象牙質は淡いクリーム色をしているのですが、肌の老化と同じで新陳代謝により年々この色が濃くなってきてしまいます。またエナメル質も毎日の歯磨きや歯軋り、食事などで薄くなり内側の象牙質の色が強くなってきてしまいます。このふたつの相互作用により歯の色が黄色くなってくるのです。また、紫外線によっても歯の色が濃くなることがあります。よほど外出が嫌いという人以外は何十年もの間、毎日積み重ねていることですので、知らないうちに徐々に徐々に黄色くなってきているのですね。年齢とは関係なく歯の神経を取ってしまったり神経が死んでしまったりした場合でも象牙質が茶色に変色してきます。これは歯に栄養が行き渡らなくなったためで、一種の老化現象といえます。

テトラサイクリンという抗生剤によっても象牙質の色が変色します。永久歯の象牙質ができてくる乳児から七歳くらいの間に、この薬を長期間飲むと象牙質に色素が沈着してしまい、歯の色がかなり濃くなったり歯に縞模様ができたりします。色は薬の種類によってグレーや茶色、オレンジ色などさまざま。いずれにしても色が濃い場合には歯のクリーニングやホワイトニングだけでは白くすることが難しい場合があります。この他にも全身疾患によって歯の色が変わってしまうことがあります。

4

日本で昭和四十六年に「宝塚斑状歯訴訟」という事件が起こりました。水道水にフッ素を入れることで虫歯を減らすことができることはすでに実証されており、欧米では一部の地域を除き実施されています。日本でも一九六〇年代後半から水道水のフッ素化を兵庫県宝塚市と西宮市で始めたのですが、フッ素1ｐｐｍのところを倍量の2ｐｐｍのフッ素が入ってしまったのです。その結果、この水道水を飲んだ人たちにフッ素中毒の症状が出てしまい、訴訟問題にまで発展、フッ素を水道水から除去せざるを得なくなってしまいました。この事件以来、フッ素は危険ではないかという風潮が広がり、日本の上水道のフッ素化が遅れているといわれています。

フッ素中毒の症状のひとつに「歯牙フッ素症」というものがあります。エナメル質ができる乳児から七歳くらいの間に、フッ素を過剰に摂るとエナメル質に白い斑点ができたり茶色くなったりしてしまうのです。軽度の歯牙フッ素症はホワイトニングで改善されますが、重度の場合は歯のマニキュアやセラミックス治療でなければきれいにすることができません。

次に歯の外側から起こる変色の原因を挙げてみましょう。まず、なんといっても飲食による歯への着色がNo.1です。タバコはもちろん、コーヒー、紅茶、ウーロン茶、赤ワイン、コーラなどの飲み物、カレーなど香辛料の強い食べ物など、日常口にしているものでも色素が歯につ いてしまいます。この食品については後述する「食べてはいけない食品一覧」で詳しくお話しします。

その他では虫歯によるものがあります。初期虫歯は白くにごった色になり、表面がざらざらしてきます。表面だけの初期虫歯であればティースポリッシングによってきれいにすることができますが、さらに進行すると茶褐色や黒っぽくなってきます。こうなってくると虫歯を削って詰めなければなりません。そうなる前にお手入れをしてきれいな歯を保ちましょう。

また、虫歯の治療で詰めた金属が原因で黒っぽくなってくることがあります。この場合は原因となっている金属をはずし、黒くなってしまった部分をすべて削り取り白い材料で詰めなおす必要があります。これら虫歯が原因で起こってしまった変色には、残念ながらホワイトニングの効果がありません。歯を白くする場合にはこれらの治療を済ませてからホワイトニングに移ります。

代表的なものを挙げましたが、歯の変色の原因には少数のものを含めるとまだまだあります。

歯の色のことで気になったら一度プロに見てもらうとよいでしょう。

4

歯のホワイトニングって何？

ここでホワイトニングについて「よく知らない」または「なんとなく知っているくらい」という方のためにご説明しておきましょう。

ホワイトニングは一九八九年にアメリカで実用化された技術で、歯の表面に付着した色素のみを落とすのでなく、歯自体を白くしていくものです。歯の表面を傷つけることなく、歯の中にある色素を分解して歯の明るさを上げて白くしていくのです。施術方法は歯の表面の汚れを落とした後、ホワイトニング剤（ペルオキサイド）を歯の表面に塗ります。これにハロゲンライトやレーザー、プラズマライトなどを当てて、このホワイトニング剤を活性化させ、歯の中にある色素を分解していきます。

以前はホワイトニングのことを色素を抜くことからブリーチングと呼んでいましたが、ブリーチというと強力な薬品を使ってかみの毛や衣類を漂白することを連想させるので、現在ではアメリカでもブリーチングよりホワイトニングという言葉が好まれるようになりました（ただし、アメリカの一部の地域ではホワイトニングという言葉が差別用語になるという観点から、〝ライトニング（明化）〟と呼んでいるところもあります）。

この技術の出現により、それまでは歯を削ってセラミックスを被せることでしか白くすることができなかったのが、自分の歯を残して白くすることができるようになったのです。ただしこの効果は個人個人によってかなりの差があります。もともと歯の色が濃い人、子供のときに飲んだ風邪薬が原因で歯の色が濃くなってしまった人は、ホワイトニングの効果は低くなりますし、着色性食品を好む人はホワイトニング後の再着色が早く起こります。

また、ホワイトニングにはメンテナンスが不可欠です。一回白くすれば終わりというものではありません。定期的なお手入れをしていかないと徐々に歯の再着色が起こるのです。通常、半年くらいから色がつき始め、何もお手入れをしないと約二年で元の歯の色に近くなってしまいます。

日本では歯に関しては治療が終了するとそれで終わり。また痛くなったら健康保険で治せばいい、と思っている人が多いのではないでしょうか。実は歯に限らず体の病気は定期的なチェックとメンテナンスが必要なのです。アメリカでは公的な健康保険がなく医療費も高額なため、「痛くなったら治す」のではなく「痛くなる前に予防する」のが常識。なぜなら治療費よりも予防費のほうが安いからに他なりません。しっかりと定期チェックとメンテナンスを行なっているのです。とはいっても、健康保険が充実しており、メンテナンスという習慣がない日本ではこのホワイトニングのメンテナンスは少し抵抗があるのではないでしょうか。

ではこう考えてみてください。ホワイトニングは「治療」ではなく「ケア」であると。つまり日々のお肌のケア、かみの毛のケア、爪のケアと同じです。体のケアはどの部分でもそれを怠ると美しさが失われてしまいます。歯も同じ。美しさを保つためには日々のお手入れが必要なのです。

ホワイトニングに興味はあるんだけど、ちょっと抵抗があるという人もいるのではないでしょうか。「歯をいじるのが怖い」と思っていませんか？　ホワイトニングは美容整形ではありません。歯を削って被せることは歯の美容整形といえるかもしれませんが、ホワイトニングは歯のケアのひとつでお肌の美白と一緒です。アメリカではホワイトニングの方法やサロンの情報を友達や知人と話し、自慢さえするのです。デパートなどにもサロンができてホワイトニングが手軽になった今、日本でもこれくらいになるといいですよね。

まずは〝歯のクリーニング〟

歯のホワイトニングをする前に、まずは歯のクリーニングを受けてみることをお勧めします。歯のクリーニングとは、歯の表面についた色素（ステイン）を磨いて落とし、元の歯の色に戻すことです。アメリカではこのクリーニングを定期的に受けることを習慣としている人が多いため、ヤニだらけの人というのはあまり見かけません。それどころか公的な保険が少ないアメリカでは、定期的な歯のクリーニングを受けないと虫歯になったときに、保険金が下りないという民間保険まであるのです。半ば強制的（？）に歯のクリーニングを受けさせられているということでしょうか。歯を白くして欲しいといっていらっしゃる方の中には、ヤニや茶渋などの色素で歯が黄色くなっていることがあり、歯のクリーニングだけでかなり白くなった例もあるのです。

現在日本で歯のクリーニングを定期的に行なっている人は、一五パーセント程度といわれています。もし一年以内に歯のクリーニングを受けていなかったら、まずは試してみるとよいでしょう。ホワイトニングをするにもこのクリーニングは必要です。歯の表面に汚れや色素がついていると、ホワイトニング剤の成分がこの〝汚れ〟に吸収されてしまい効果が半減してしまいますので、しばらくクリーニングを受けていなければ、クリーニングをしてからホワイトニングということになります。歯を白くする第一歩は〝歯のクリーニング〟なのです。

では、クリーニングの方法は？　クリーニングにはいろいろな方法があります。まず、大まかに色素を取ります。これにはエアーフローと呼ばれる機械を使用し、研磨剤を高圧で歯に吹き付けるものやエアースケーラー、超音波スケーラーという機械で取るものなどがあります。歯と歯の間や歯が重なっている部分などの細かいところは特殊な道具で丁寧に取っていきます。その後、粒子の大きさの異なる数種類の研磨剤を使いクリーナーで磨いていくのですが、粒子の大きな研磨剤から徐々に小さな研磨剤にしていくことにより、色素を取るときについた傷を無くして表面をつるつるに磨き上げて

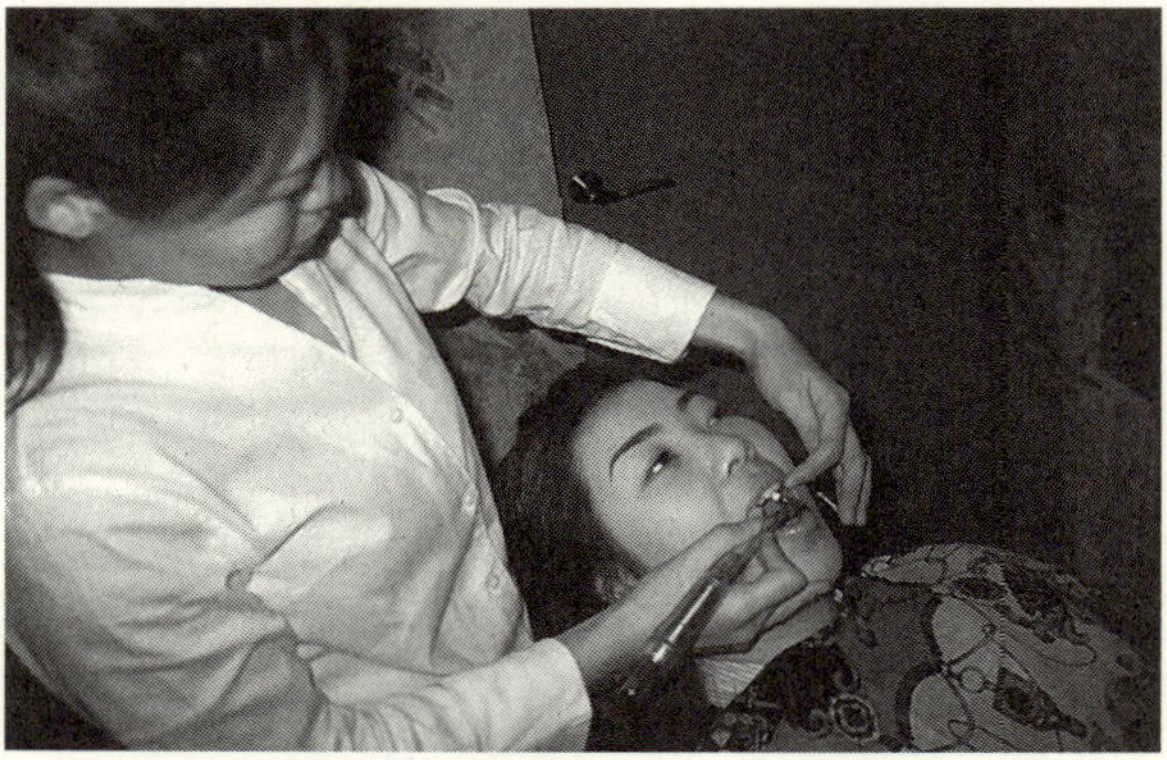
「ティースアート」のクリーニング

いきます。通常色素を取るにはブラシ型のチップをクリーナーにつけて磨きます。続いてシリコン製のカップに細かい粒子の研磨剤をつけて磨くことにより、表面を滑らかにすることができます。このクリーナーによる艶出しを行なうことにより、歯の表面に再び色素がつくのを防ぐことができます。

最近ではＰＭＴＣと呼ばれるクリーニング方法が、マスコミなどに取り上げられることがあります。ＰＭＴＣとはプロフェッショナル・メカニカル・ティース・クリーニング（Professional Mechanical Teeth Cleaning）の略。口の中全体を歯の表面の色素ばかりでなく、汚れなどもプロが機械を使って徹底的に取り除き、虫歯や歯周病も予防していこうというものです。定期的に行なうことで予防にかなりの効果が認められているため、欧米では十数年前から頻繁に行なわれるようになりました。歯を白くするだけでなく予防も一緒に考えている方、少し高額になりますが、定期的にＰＭＴＣを受けてみてはいかがでしょうか。

4

歯に傷をつけるだけの「サービス・クリーニング」

ここに二十代～三十代の女性に対して行なったアンケート結果のグラフがありますが、これを見ると歯に色素がつきやすいと感じている人が約七割もいることがわかります（サンスター調べ）。読者の皆さんの中にも歯医者さんでヤニや茶渋を取ってもらっても、すぐについてしまうという人がいるのではないでしょうか。

歯の表面についた色素を取り除くクリーニングには通常、保険が効きません。保険診療内で色素をざっと取ってくれる歯科医院も中にはあるのですが、これは「サービス・クリーニング」といって歯医者さんが歯石を取るときにサービスで行なってくれているのです。多くの場合は、歯石を取る機械で歯石と色素を同時に取った後、一、二種類の研磨剤でざっと磨いて終わり。普通、艶出しまでは行ないません。歯石を取ることが目的で色素取りはサービスで行なっているのですから、クリーニング自体にかける時間は当然、短くなります。通常のクリーニングでは六本十五分～二十分（一本約三分）くらいかけて丁寧に行なうのですが、この「サービス・クリーニング」にかけられる時間は六本で数分程度。

「サービス・クリーニング」でも確かに色素は取れているのですが、この状態はクレンザーで流しを磨いたのと同じで、目に見えない傷が残ってしまっています。その傷の中に色素が入り込んでしまい、一生懸命に歯を磨いても傷の中に入った色素は取ることができないため、一ヶ月くらいですぐに色素が目立ってきてしまうことが多いのです。そのため早い時期に再びクリーニングを受けなければならない、という悪循環に陥ってしまいます。この悪循環を断ち切るには一度しっかりとしたクリーニングを受けることが必要です。

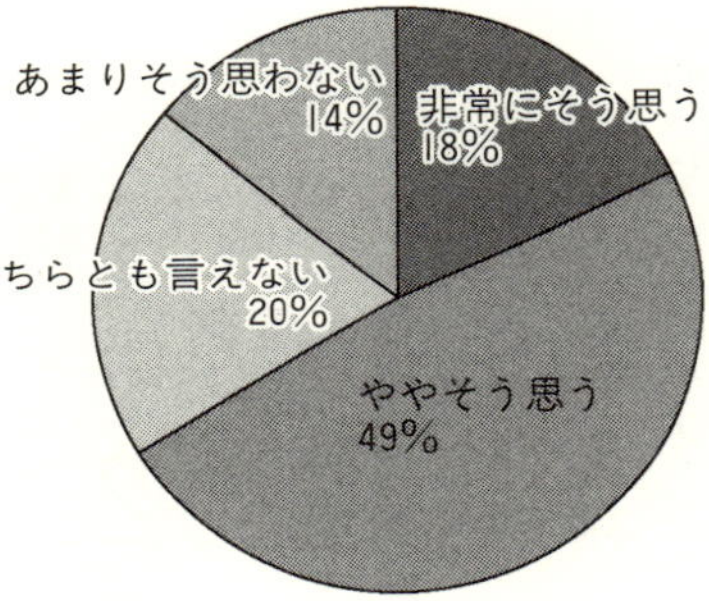

着色汚れがつきやすい

丁寧なクリーニングでは細かいところまできれいにするので、慣れているプロでも六本で十五分以上はかかってしまいますが、歯の表面がつるつるになってその後は色素がつきにくくなるのです。もし色素がついてしまっても通常の歯磨きによって簡単に取ることができ、三〜六ヶ月に一回程度のクリーニングで十分になります。色素がつきやすい人は一度クリーニングを受けて、表面をつるつるにしてもらうとよいでしょう。

4

プロによる歯のホワイトニング

現在、ホワイトニング効果を謳った歯磨きが各種発売され売上も好調です。ＣＭをみてもタレントの歯がかなりきれいになっている印象を受けます。一九九四年に発売され、大流行したアパタイト入り歯磨きは、その効果が消費者が期待したほどではなかったとのことで今は売上が伸びていないようです。

では今のホワイトニング歯磨きは本当に歯が白くなるのでしょうか？　実は二〇〇三年四月現在、日本国内において歯自体を白くする薬剤（ペルオキサイド）は医療用以外には認可されておらず、歯磨きに配合した製品を医療機関以外のドラッグストアや薬局などで販売することはできません。

現在、歯磨きに配合されている歯を白くする効果のある薬剤はキレート剤が主流となっています。キレート剤とは歯の表面の膜を色素とともに分解して落とすものです。また、以前より使用されていたカルシウムやアパタイトは、歯の表面をこれらの結晶を歯にこすりつけることにより、汚れや色素をこそげとっていました。このキレート剤やカルシウムの効果はいずれも歯の表面にある色素を落とすもので、歯自体を白くすることはできません。

今の法律では歯の表面の色素を落とすだけのいわゆるクリーニング効果でも、歯磨きの効能には「ホワイトニング」や「歯を白くする」という表現を使用してもいいことになっています。ここに消費者の皆さんの誤解が生まれてしまうのです。誰でも「ホワイトニング」「歯を白くする」と書いてあれば歯自体が白くなると思いますよね。つまり歯の表面に色素がついていない人には全く効果がないということになるのです。だから「歯を白くする歯磨きを毎日使っているのに効果がない」という話をよく聞くのですが、このクリーニング効果の歯磨きは一回だけでも完璧に磨けば、毎日使う必要はないということになってしまいます。

これに対しサロンで行なうホワイトニングには歯自体を白くできる「ペルオキサイド」を使用しています。このペルオキサイドは歯の色を構成している成分を分解して無色化します（歯を溶かすのではなく黄色や茶色など歯の〝色〟だけを分解して透明にします）。これにより歯は透明度を増し白くなっていきます。ホワイトニングサロンではこれにハロゲンランプやプラズマライト、レーザーなどを当ててこのペルオキサイドを活性化して色素を分解する作用を増強します。

このように一般で購入できるものを使って自分でできるホワイトニングと、プロが行なうホ

4

ワイトニングには効果的に大きな差があることがお分かりいただけたでしょう。

ここでプロが行なうホワイトニングの流れをご紹介しておきましょう。

1. カウンセリング：実際にお口の中をチェックしてホワイトニングが可能かどうかを判断し、ホワイトニングの方法を決めます。
2. ティースクリーニング：ホワイトニングの前に歯の表面の色素を落としてホワイトニング剤のしみこみをよくします。
3. ホワイトニング：いろいろなホワイトニングの中から1で決めたホワイトニングを行ないます。
4. 仕上げ：最後に歯の表面を磨き、フッ化アパタイト（FA）でコーティングして仕上げます。
5. メンテナンス：ご自宅でのお手入れの方法をご説明します。
6. タッチアップホワイトニング：「歯の色が少しくすんできたかな」と感じたら早めにタッチアップホワイトニング（追加のホワイトニング）を行ないます。

通常一回～二回のタッチアップでホワイトニング終了直後の白さに戻すことができます。

なぜ、歯が白くなるの？

プロが行なうホワイトニングは歯自体を白くすることができます。ではどうして白くなるのでしょうか。ホワイトニングはペルオキサイド（オキシドール＝消毒薬）を歯に塗り、光やレーザー、プラズマなどを当てて活性化させます。このペルオキサイドは活性化すると有機質中に含まれる色素を分解して無色化する作用があります。例えばにんじんなどに含まれるベータカロチンにこのペルオキサイドを作用させると色が白くなってきます。ただし、物質が溶けるわけではなく色が変わるだけですので、これによって歯を傷つけることなく歯の色を白くできるのです。また実際には歯を〝白くする〟というよりは〝明るくする〟が正しいのです。歯は明るさ（明度）を上げることにより白く見えます。歯のホワイトニングは、ペルオキサイドによりエナメル質に含まれる有機成分の色素を分解して明るさを上げて白くしていくため、自然な感じで白くしていくことができるのです。

効果的にホワイトニングを行なうためには〝触媒〟が必要です。普通はハロゲンライト、レーザー、プラズマなどを使用します。この光の触媒によりペルオキサイドの活性速度が速まり、ホワイトニングをより効果的にまたスピーディに行なうことができます。そして、この触媒を最大限に利用したシステムが、後述するブライトスマイルというホワイトニングです。

アメリカのCRAという臨床研究機関で、「光やレーザーなどの触媒はホワイトニングの効果に影響を及ぼさない」という今までの通説を覆す反対意見のレポートが出たことがありましたが、多くの大学の研究では光触媒が確かにホワイトニングの効果を促進させることが証明されています。最近では二〇〇二年に出された岩手医科大学の先進歯科医療研究センターの研究レポートでも光触媒がホワイトニング効果を上げることが報告されています。ブライトスマイルなど高出力光触媒による新技術が最も効果的であることが裏付けられた形となったのです。

ホワイトニングに向く人、向かない人

ホワイトニングは誰でもできるのですか？　こんな質問をよく受けます。ホワイトニングは誰でもできるというものではありません。ある日、『ティースアート』に歯を白くしてほしいという方がいらっしゃいました。お口の中を拝見したところびっくり！　なんと虫歯だらけで歯はボロボロ、歯医者さんが嫌いで白くしたいという歯は虫歯で真っ黒だったのです。当然、先に虫歯の治療を勧めました。このように何でもかんでも白くできるというものではありません。

ここでホワイトニングに適しているかどうかを一緒にチェックしてみましょう。

□前歯に被せ物がある人、もしくは入れ歯の人
□以前虫歯を治した歯があり、その歯に大きい詰め物がある人、もしくは現在治療中の人
□冷たいものを食べると歯がしみる人
□現在、白くしたい歯に虫歯や歯周病がある人

□十四歳未満の人
□歯の色がかなり濃い人
□歯を毎日磨かない人
□現在、何らかの病気をしている人
□歯軋りをする人
□神経を取ってしまった歯が多い人

以上、あなたはどれかに該当しましたか。該当した人はその項目にあたるところを読んで見てください。

1. 自分の歯でない人：ホワイトニングには自分の歯であることが大前提。入れ歯や差し歯、セラミックスの歯などの人工の歯は白くすることができません。これらはその歯自体を取り替える必要があります。

2. 歯に詰め物がある場合：詰め物をホワイトニングで白くすることはできません。また白くしたい歯が治療中の場合は治療が終わってからホワイトニングを行ないます。

3. しみる歯がある場合：知覚過敏（冷たいもので歯がしみるなど）や虫歯、歯周病がある場合、大きなひびがある歯などはホワイトニングをすることにより痛みが出ることがありますので、初めのカウンセリング時にホワイトニングが可能かどうかをスタッフが判断します。

4. 虫歯や歯周病がある場合：大きな虫歯や歯周病がある場合は治療した後にホワイトニングを受けることをお勧めします。

5. 小児：歯の成熟度にも個人差がありますので子供はみんなができないわけではないのですが、年齢が低ければ低いほど注意が必要です。十四歳以下の人は歯の状態を見てホワイトニングの強さを調節しながら行なう必要があります。

6. 歯の色がとても濃い人：歯の色もホワイトニングの効果を左右します。一般的に色の濃い歯より薄い歯のほうが効果が高く、また黄色系の色のほうが灰色や濃い茶色の歯よりも効果が高い傾向にあります。歯ができてくる〇歳～七歳くらいのときに、テトラサイクリンという抗生剤を服用したためについてしまった濃い色は、ホワイトニングでも効果があまり出ないことがあります。

7. 歯をよく磨かない人：ホワイトニング後の白さを保つにはお手入れが大切です。歯を毎日磨かず、汚れが残っていても気にしないような人はホワイトニングに向きません。

8. 全身的な病気がある人：病気の中にはホワイトニングをしてはいけない場合があります。詳しいことはかかりつけのお医者さんに相談するか、サロンスタッフまでお問い合わせください。

9．歯軋り：歯軋りにより歯が磨り減ってしまっている場合は、その部分にはお薬を塗ることができません。また、歯軋りがある場合はホームホワイトニングにも注意が必要な場合があります。詳しくはプロに相談してみてください。

10．神経がない歯：神経を取ってしまうと徐々に色が濃くなってきます。この着色はほとんどが内側からのものですので、通常のホワイトニングではなく歯の内側から行なうホワイトニングのほうが効果があります。

いずれかに該当した人はプロに相談してみてください。どれかにあたっても即ホワイトニングが不可能ということではありません。もしあなたがどれにも当てはまらなければ歯を白くするチャンスです。ぜひトライしてみてください。

なぜ、歯がしみるの?

かき氷やアイスクリームを食べて歯にしみたことはありませんか? 同じようにホワイトニングをしていると、たまにツンと軽い痛みがあることがあります。ホワイトニングの薬が氷と同じように歯にしみて起こる現象で、健康な歯の人にも起こることがあります。

歯の構造は表面がエナメル質、その下に象牙質があり、歯の中心にある神経を保護しています。歯の神経は「熱い」「冷たい」「しみる」などの感覚はすべて「痛い」と感じてしまいます。実は神経だけでなく象牙質にも知覚があり、この象牙質に何らかの刺激が加わると痛みを感じるのですが、この症状を知覚過敏と呼んでいます。エナメル質には知覚がないので象牙質を完全に遮断すればしみることはないのですが、実際には象牙質が剥き出しになっていることが多いのです。例えば歯軋りによって歯の先が削れてしまっている場合や不適切な歯磨きで歯の根元がくびれてしまっている場合、年とともにエナメル質が薄くなってきた場合などがあります。

また、エナメル質の大きな〝ひび〟や詰め物の隙間も刺激がダイレクトに象牙質に届きます。

4

一見全く問題がないように見えるエナメル質でも細かいひびは入っていることが多く、このひびが象牙質まで達しているとエナメル質に刺激を加えただけでしみることがあります。このひびはエナメル質に含まれる水分と関係があり、年とともに増えてくるもので全く問題はありません。お肌の〝荒れ〟と同じようなもので健康な歯でも冷たいものがしみるのはこのためなのです。

ホワイトニングの薬は消毒薬を濃くしたものを使用しています。傷口に消毒薬をつけるとしみますよね。それと同じことが歯でも起こります。象牙質が出てしまっているところはいわゆる傷口と同じです。ここに消毒薬をつけるとしみてしまいますので、明らかにこの傷があるようなところにはホワイトニング剤を塗りません。細かいひびはお肌の荒れと同じです。傷がなくても肌が荒れていると消毒薬がしみることがありますが、これと同様、エナメル質に細かいひびがあると、ホワイトニング剤がこの細かいひびを伝って少しずつしみてくることがあります。

ただこの〝しみ〟は歯に対して害はなく一過性のものですので、ホワイトニングが終わればほとんどのしみはなくなります。もし知覚過敏が起こった場合には知覚過敏用の歯磨きやフッ素配合の歯磨きを使用することでおさまります。

でも少しでもしみるのが嫌な人はホワイトニング前に歯のトリートメントをしておくことを

お勧めします。トリートメントはエナメル質の細かいひびを埋めたり剝き出しになった象牙質の表面を整えたりする効果があり、知覚過敏を予防することができます。肌荒れを保湿クリームやコラーゲンゲルで改善するのと同じこと。ホワイトニングをする、しないに限らず知覚過敏がある方はこのトリートメントを受けてみたらいかがでしょうか。

ホワイトニング方法、大公開

一口にホワイトニングといっても方法はさまざま。予算や生活習慣によっても変わってきます。ここでホワイトニングの種類とその方法、料金をお教えします。

（＊『ティースアート』ではどこでも統一料金となっていますが、他店や歯科医院ではその方法や料金に若干の差があります。詳しくはそれぞれのスタッフにお問い合わせください。）

ティースホワイトニング（通常のホワイトニング）：最もポピュラーでベーシックなホワイトニング方法です。ホワイトニング剤（ペルオキサイド）を歯に塗りハロゲンライトを当てて、歯の中にある色素を分解して徐々に歯を白くし、フッ化アパタイト（FA）でコーティングします。通常一回の施術でカラーガイド一～二段階白くすることができます。施術時間は一回約二十～三十分程度で終わりますが、一回ごとの効果は弱いので十分に白くするには数回の施術が必要な場合があります。希望の白さの程度にもよりますが、一本あたり数千円～一万円くらいです。

4

スピードホワイトニング：ハロゲンライトの替わりにレーザーやプラズマなどハイパワーな機械を使って、ホワイトニング剤を強力に活性化させることにより効果的に短時間で歯を白くすることができます。通常、一～二回の施術でカラーガイド四～六段階くらい白くなりますが、一回の施術に一時間～二時間くらいかかります。現在ではこのスピードホワイトニングが改良され、ブライトスマイルのような多数の歯を一気に白くするシステムに代わってきています。一本あたり一万円～二万円くらいですので、多くの歯を白くすると高額になってしまいます。一～二本だけ白くしたい場合などに利用するといいでしょう。

ブライトスマイル：プラズマライトやLEDライトなどハイパワーな光源をアーチ型に配列し、口の中全体に一度に光が当たるようになっています。これによって通常一回で二十本前後の歯を白くすることができますので、何度も通う時間がなく一回でホワイトニングを済ませたい人に適しています。欧米で大流行している今一番新しいタイプのホワイトニングでカラーガイド平均八～九段階白くすることができます。アメリカでは六〇〇ドル、日本国内では六万円～十万円くらいです。詳しくは後で述べます。

アーチ型ホワイトニング：ブライトスマイルと同じように光の出口をアーチ型にしたもので一度に何本もの歯を白くすることができます。光は高出力ハロゲンライトやキセハロゲンというプラズマライトとハロゲンライトの中間のライトを使用していますが、プラズマライトよりは光が弱いため効果はブライトスマイルの約1／3～1／4といったところです。施術時間は三十分～一時間程度、一回の施術でカラーガイド二～四段階くらい白くなります。前歯上下十二本で一回一万円前後と値段は手ごろです。

ホームホワイトニング：アメリカでは一九八九年から行なわれているホワイトニング。日本でも二〇〇一年に厚生労働省の認可を受けました。歯の型を取って歯のカバーを作り、その中にホームホワイトニング剤を入れて自宅で使用します。日中三十分～一時間程度使用するタイプと夜、寝ている間に使用するタイプがあり選ぶことができます。型さえ取ってしまえばその

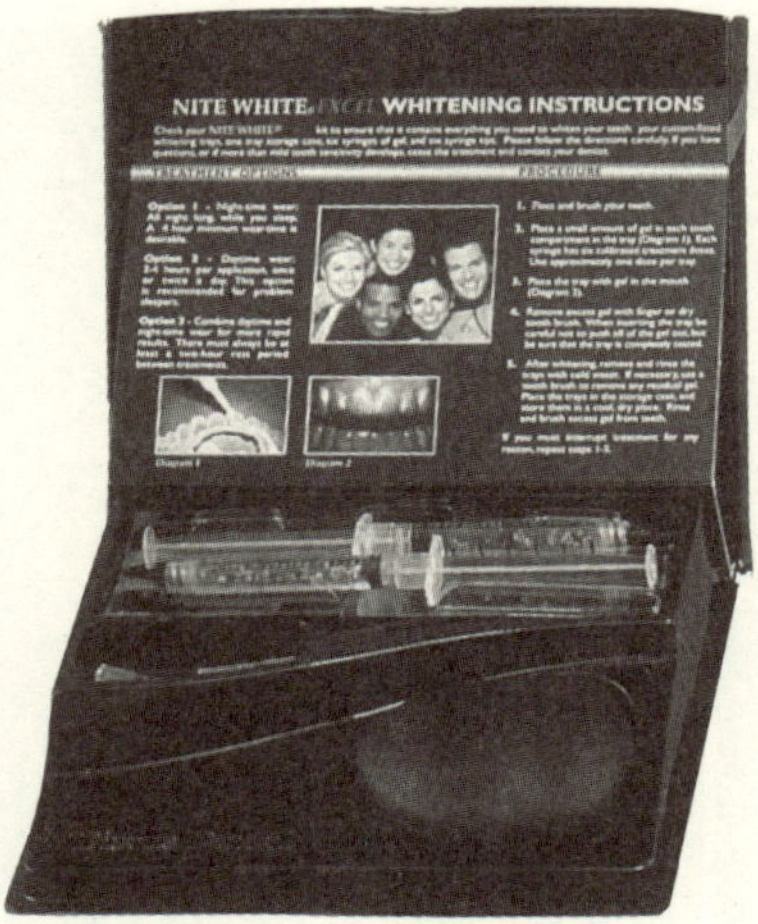

日本で認可されているホームホワイトニング剤〝ナイトホワイトエクセル〟

後はサロンに行かなくてもすみ、自分で好きなときにホワイトニングできるという手軽さがあります。ただし、ホーム用なので安全のためホワイトニング剤の濃度は低く設定されており、二〜三回の使用でカラーガイド一〜二段階くらいずつの効果です。他のホワイトニングのメンテナンス用としても使用できます。上下各二十日分で二万五千円〜五万円程度です。

トレーホワイトニング：ティースホワイトニングとホームホワイトニングの中間の方法で、アシステッドホワイトニングとも呼ばれています。ホームホワイトニング用の歯のマウスピースや簡易式のマウスピースを使ってサロン内で行ないます。長時間椅子に座っている必要がなく、本を読んだり散歩をしてきたりすることができます。装着時間は二十〜四十分程度でティースホワイトニング一回分くらいの効果があり、カラーガイド一〜二段階白くすることができます。八〜十本で一回四千円程度です。

ウォーキングブリーチ：神経がない歯を白くする場合に行なう方法でかなり古くから行なわれています。神経の穴の中にホワイトニング剤を注入し仮詰めして帰宅してもらいます。椅子に座ってホワイトニングしてもらうのではなく、ホワイトニング剤を中に入れたまま歩きながら歯を白くするためこの名前がつきました。従来はこの方法が最もポピュラーで効果も高かったため神経がない歯には頻繁に行なわれていましたが、その後の研究でウォーキングブリーチを行なった歯は、数年後に歯の根や骨を溶かしてしまう恐れがあることがわかってきたため、現在ではあまり行なわれていません。

4

目が慣れる!?
——ホワイトニングの意外な落とし穴

ホワイトニングをされた方で、数日して「歯の色が元に戻った」とおっしゃってくる方がいらっしゃいます。普通、ホワイトニングをした直後は、エナメル質表面の水分が失われて光が乱反射しやや白っぽく見えます。ホワイトニング後にフッ化アパタイト（ＦＡ）で歯の表面を磨き、歯の表面を覆っている水分の膜が戻る二十四時間後には、少し色が戻ったように感じることはあるのですが、色が完全に元に戻るには数年かかるということが大学の研究でもわかっています。

ではなぜ「歯の色が戻った」と感じる方がいるのでしょうか。これは〝目の慣れ〟が大きな原因です。ほとんどの方は色のチェックに来ていただくと、記録に残しておいたホワイトニング直後の色からカラーガイドで一〜二段階しか戻っていませんでした。初めの色と今現在の色をカラーガイドを使ってご説明すると、ほとんどの方には色が戻っていないことを納得していただけます。つまり数日間、白くなった歯と一緒に過ごしていると目がこの白さに慣れてしまい、「色が戻った」と感じてしまうのです。

例えばあなたが古くなった携帯電話を買い換えるとします。新しい携帯電話を手に入れると、今までの自分の携帯と比べてなんて軽くて小さいんだろうと驚きますよね。でも二～三日使っていると、それが当たり前になってきてあまり小さいとは感じなくなってしまいます。これと似たことが起こっています。

毎日鏡で自分の歯を見ていると元の歯がどれくらいの白さだったのかがわからなくなり、本当はあまり戻っていなくても「色が戻った」と感じてしまうのです。でもその時点で今よりももっと白くしたいという欲求が働いているのですから、十分に説明をさせていただいた後、ご希望であれば追加のホワイトニングをして、もう少し白くするようにお勧めしています。

きれいになるともっときれいになりたいと思ってくるのは当然ですよね。携帯電話と同じです。もしも「あれ、色が戻ったんじゃないかな」と感じたらそれが本当に色が戻ったのか、目が慣れてきただけなのかを担当者にチェックしてもらってはいかがでしょう。ブライトスマイルなどでは施術前後の写真もお撮りしていますので実際に確認していただけます。客観的に見てもらうのが一番ですね。

4

ホワイトニング今昔物語

アメリカではすでにホワイトニングの歴史が二十年近くになりますが、日本では厚生労働省で認可になってからまだ六年足らず。でもその間にもさまざまなことがありました。

『ティースアート』をオープンした一九九五年当時はまだ「黄色い歯のほうが健康である」という風潮があり、歯を白くしてほしいと訪れる方の多くはなんらかの原因で歯が変色してしまっている人たちでした。歯の神経が死んでしまっている人、子供のときに飲んだ薬の副作用で色が変わってしまった人、虫歯で黒くなってしまった人などです。変色が強い人の中にはホワイトニングだけでは満足いただけず、後述のマニキュアやセラミックスの歯にした方も多くいらっしゃいました。マニキュアやセラミックスの色もあまり白すぎるものではなく、日本人の平均の色を希望されるのです。日本人の歯の平均色はオレンジ系（これをA系統と言います）で番号は3～3.5（0から始まる数字は大きいほど色が濃い）ですが、このくらいの色まで治せればいいと思っていらっしゃいました。

ところがある日、歯が黄色くて気になるという方が来店されたので拝見すると、なんと歯の色はＡ１くらいで変色していなかったのです。聞いてみるともともとこの色でホワイトニングなどはしたことがないというのです。日本人で元から歯の色がＡ１くらいの人というのは珍しいので驚きましたが、さらに驚いたのは自分では歯が黄色いと思っていてもっと白くしたいと望んでいることでした。

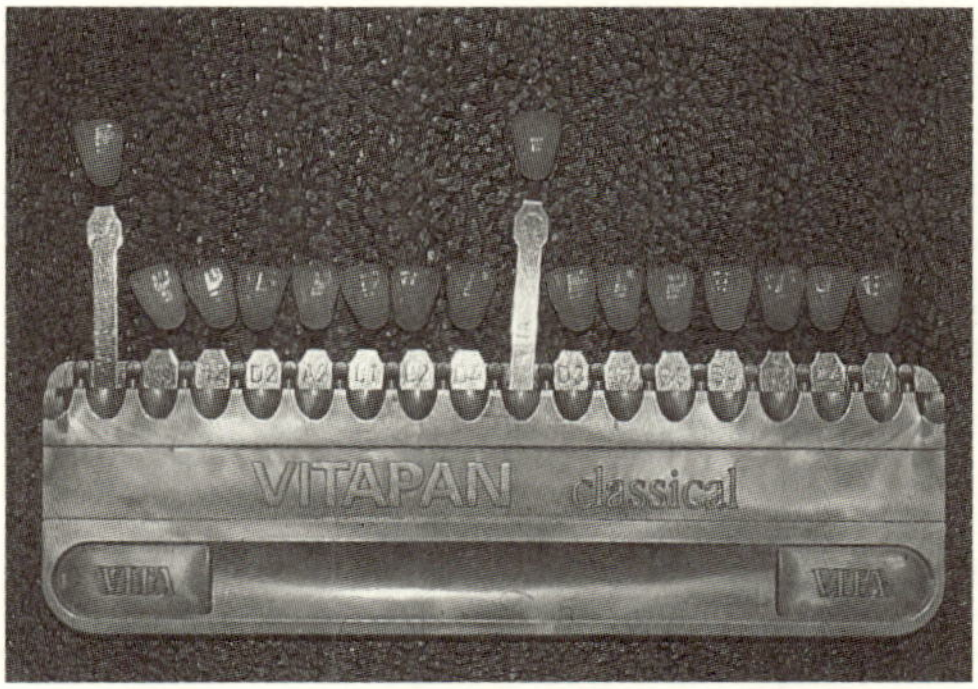

プロが使用する〝カラーガイド〟。左側にいく程白くなる

そのときはホワイトニングをしてＡ０くらいにして差しあげたところ大変喜んでいただけたのですが、その頃にしては大変珍しかったのを覚えています。

しかし、今ではアメリカン・ホワイトニングが入ってきて、歯を白くしたいと思っている方のほとんどは日本人の平均Ａ３～3.5くらいの方が多く、中にはＡ１くらいでももっと白くしたいと希望する方もいらっしゃいます。皆さんエステやお化粧と同じように考え、自分のイメージをよりよくするためにホワイトニングをされています。数年前まで主流だった強い変色に悩んで来店される方を大きく上回ってしまいました。

今から思うとそのときのお客様は流行の先端を行っていたのでしょう。そういえばファッションセンスもかなりよかったように記憶しています。

失敗しないサロン選び

それでは実際に歯のホワイトニングを受ける場合、どのようにしてサロンを選べばよいでしょうか。現在では審美歯科を含めて一般歯科医院でもホワイトニングを導入しているところが増えてきています。ここで、そのお店選びのポイントを紹介します。

・電話の応対はよいか：多くの人はまず電話による問い合わせをすると思います。どういう方法があるのか、期間はどれくらいか、予算は？　など受付の方に聞いてみてください。専門的なこと以外にも即座に答えられるようであれば安心してよいでしょう。質問するたびにいちいち「ちょっとお待ちください」と保留にされるようであれば、ほとんどホワイトニングをしていない可能性があります。

・サロンの雰囲気はどうか：まずお店や診療所に行ってみましょう。お店の外からでも大体の雰囲気はわかるものです。入りやすいかどうか、受付のスタッフは丁寧に応対しているかなどチェックしてみてください。

・歯科医師がいるか：現在日本ではクリーニングやホワイトニングを行なう場所は、歯科医院の届出を行ない歯科医師がいなければなりません。これはホワイトニングサロンでも同じこと。歯科医院として登録しているはずです。不安だったら受付で歯科医師の名前を尋ねてみるのもいいでしょう。答えに困るようなら歯科医師がいない可能性があります。

・技術指導できる歯科医師がいるか：ホワイトニングといってもノウハウが必要です。アメリカの技術も年々進歩しており日夜、研究研鑽している歯科医師がいるかどうかはとても重要なファクターです。中には名前だけ貸しているだけで全く知識がない歯科医師がいるサロンもあるようです。これでは歯科医師がいないのと同じで安全なホワイトニングはできません。代表の歯科医師は誰なのか聞いてみるのもよいでしょう。

・カウンセリングはしっかりしてもらえるか：ホワイトニングには施術前のカウンセリングは欠かせません。歯の状態を見ていろいろなアドバイスをしてもらえるならＯＫです。歯も見ないで始めてしまうようならやめたほうがいいでしょう。

・ホワイトニング前にクリーニングを勧めているか：ホワイトニングの前には歯のクリー

4

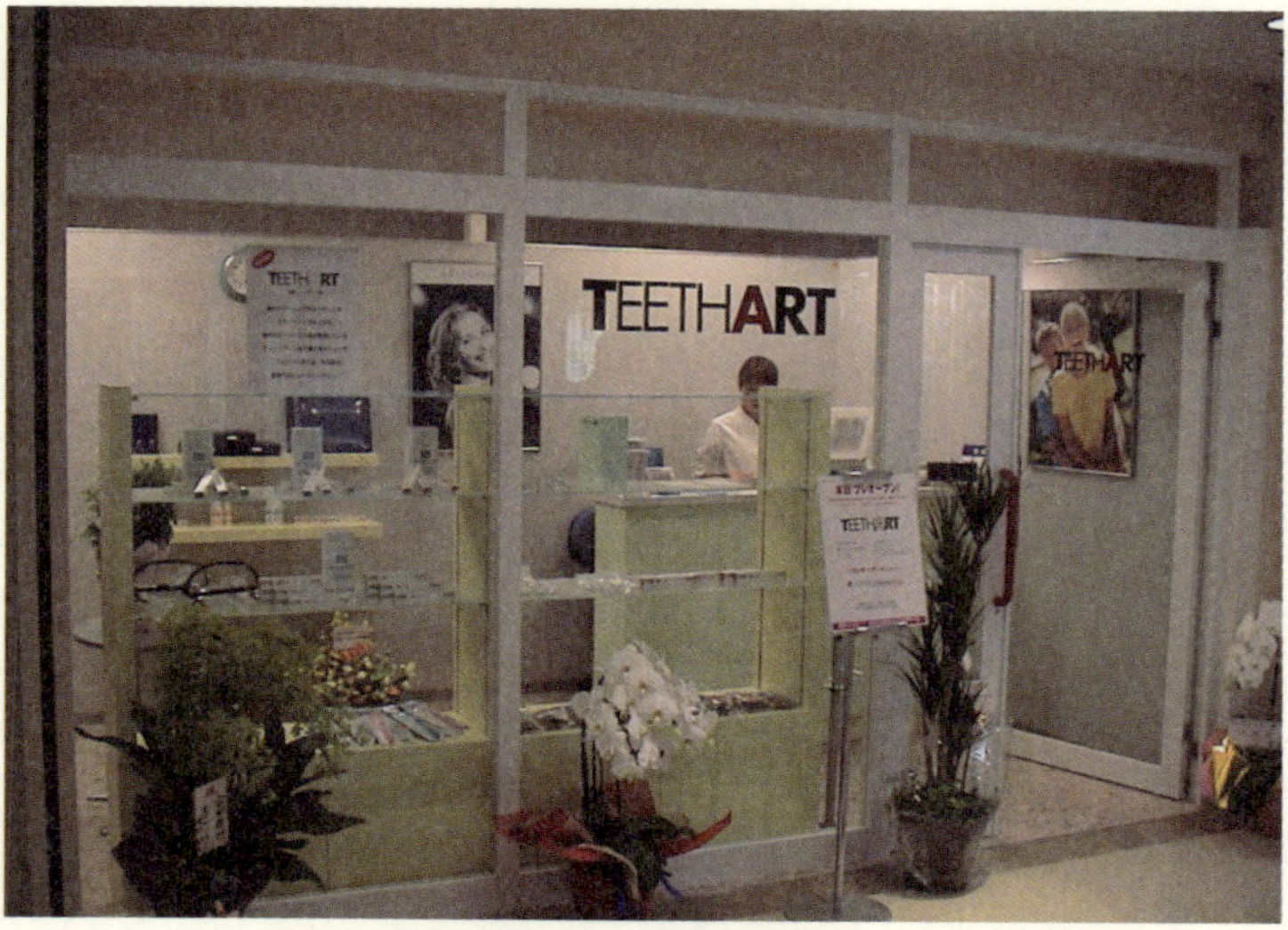

「ティースアート」

ニングが必要です。歯に汚れがついたままホワイトニングをすると効果が半減してしまいます。カウンセリングのときに最近クリーニングをしたかどうかを聞き、していなければクリーニングを勧めるのが普通です。

・ホワイトニングについての知識があるか‥ホワイトニングについていろいろと知っていなければプロとはいえません。なぜ歯が白くなるのか、薬は安全なのか、どれくらい白さがもつのかなど質問してみるとよいでしょう。この本に書いてあることはプロ向けではなく一般消費者向けですから、ホワイトニングに関して少なくとも本書の内容くらい即座に答えられることが必要でしょう。

・ホワイトニングの種類を選べるか：ホワイトニングにはいくつかの種類があります。それらの長所、短所、期間や料金を説明し、その中から自分にあったものを選択させてもらえるようなら安心できます。選択の余地がなくひとつのホワイトニングを押し付けるようなら即決せず、他のところも見たほうがいいでしょう。

・終わったあと適切なアドバイスをしてもらえるか：ホワイトニング後、白い歯を保つにはメンテナンスが必要です。お手入れの方法や飲食物の注意などいろいろと説明をしてくれるところがいいでしょう。

5

アメリカン・ホワイトニング最新情報

アメリカ人の歯の白さは？

アメリカ人の歯の白さってどれくらいだと思いますか？　白人は肌の色や髪の毛の色と同じように歯の色素も薄い人が多く、もともと日本人より歯自体が白いのです。それにアメリカの人たちの多くは、虫歯や歯周病予防のために定期的に歯のクリーニングを受けている人が多いため、表面の色素沈着も少ないのです。日本のように公的な健康保険が一般的ではなく、一度虫歯や歯周病などになってしまうと高額な医療費がかかってしまうためなのですが、これによって歯がヤニだらけの人などあまり見かけません。

歯の色を測るには普通、歯医者さんで使う色見本や専用の計測器を使います。日本人の天然の歯の色の平均はA３～3.5（Aはオレンジ系統で数字は大きくなるほど色が濃い）。これに対してアメリカ人の平均はA２～2.5くらいです。一段階くらいの差があると明らかに白く感じられます。天然の歯でこれくらいの差があるのにその上ほとんどの人がホワイトニングをしているのです。プロによるホワイトニングを受けた場合、日本人の平均値であるA３くらいの人で

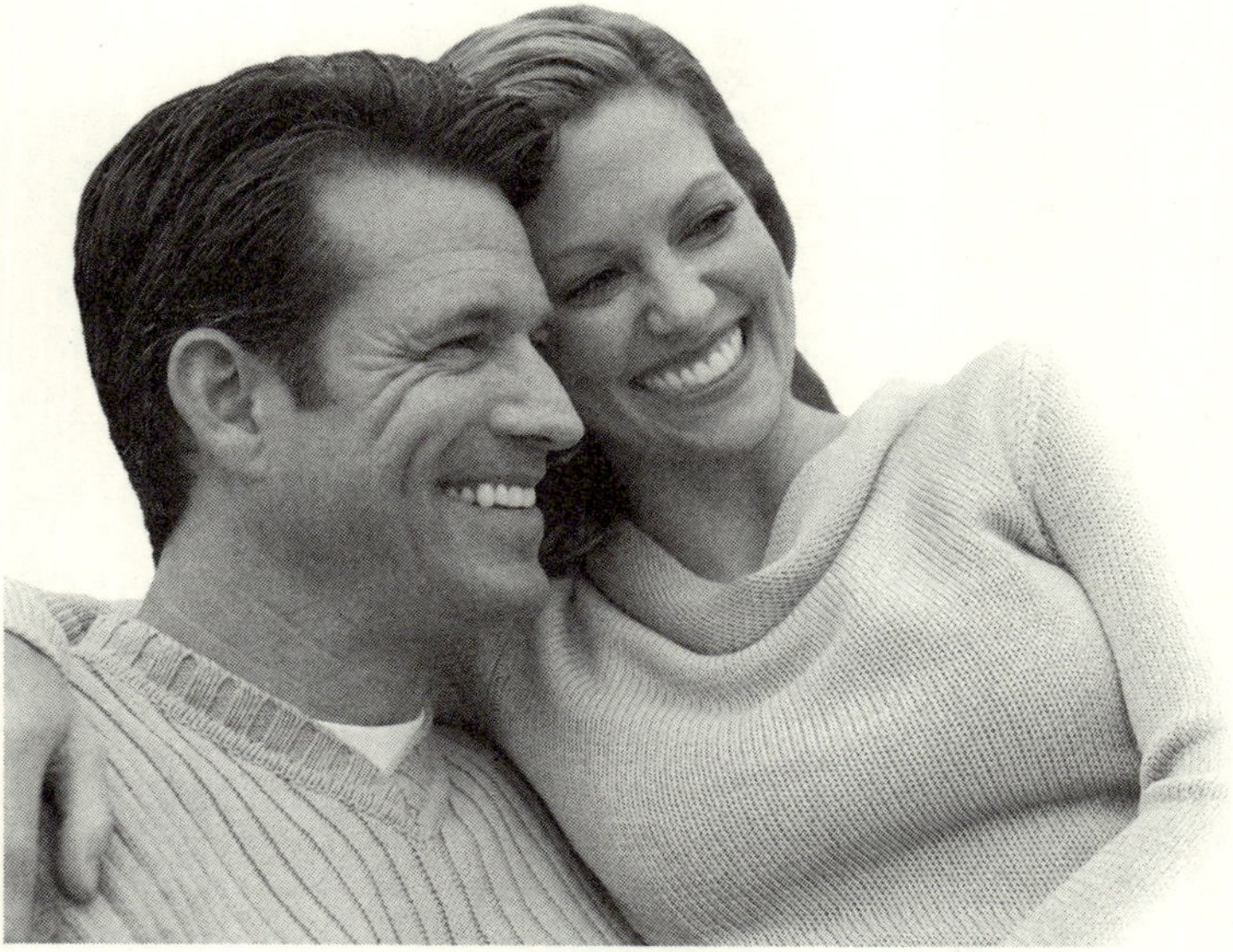

あれば、ほとんどの人はＡ１くらいになります。Ａ２のアメリカ人がこれを受けた場合、Ａ０以上で計測不能となるくらい白くなるのです。

そんなに白くしてどうするの？　とも思いますが、実は白人は肌も白く唇の色も薄いためこれくらいにしないと白くきれいに見えないのです。おしろいを塗った花嫁さんの歯がやけに黄色く見えた経験はありませんか？　歯の色は肌の色にも左右されます。日本人がアメリカ人の歯と同じくらいまで白くするには当然、ホワイトニングの回数をアメリカ人よりも多くする必要がありますが、日本人は肌の色も黄色いので芸能人でない限りそこまで白くしなくてもA1くらいで十分白く見えます。

ホワイトニングが大流行中のアメリカですが、ハリウッドではちょっとした問題が起こっています。あまりにみんなが歯を白くしたために西部劇のような時代物にはちょっと合わなくなってしまったのです。最近作られた時代物をじっくり見てください。歯のホワイトニングがなかった時代なのに女優さんの歯が真っ白！　なんてことが起こっています。贅沢な悩みかもしれませんが、映画の撮影のときだけ黄色くする方法も必要になってくるかもしれませんね。

アメリカ人の美白方法

じゃあアメリカ人はどうやって歯を白くしているんでしょう？　日本人がやっている方法とは違うんでしょうか？

まず、決定的な違いがあります。先ほどもお話したようにアメリカでは公的な健康保険が少ないため医療費が高く、予防のため定期的に歯のクリーニングを受けている人が多いのです。これだけでも定期的にクリーニングを受けている人が少ない日本人とは歯の色にだいぶ差が出てしまいます。

また、アメリカでは低濃度のホワイトニング剤は化粧品扱いとなっているものが多く、ドラッグストアでだれでも手軽に購入できる商品があります。ホワイトニング剤入りの歯磨きも数多く発売されており、自宅で歯を白くすることがある程度可能ですが、日本ではこのホワイトニング剤は医療用具として発売されており、医療機関以外で入手することができません。もちろんホワイトニング剤入りの歯磨きも一般には発売されていません。

これは日本人の虫歯の罹患率とも関係があります。日本人で虫歯になったことがある人の割合はなんと九〇パーセント以上、アメリカ人の平均虫歯本数の約二倍。こんなに高い罹患率のままホワイトニング剤を自由に購入でき、プロのチェックなしに使用すれば歯が痛くなってしまう人が後をたたなくなるでしょう。そういった意味でも日本人が海外のホワイトニンググッズを自分の判断で使用することは大変危険です。

現在、日本でホワイトニング効果を謳っている商品は、厳密にいうと歯の表面についた外来色素のみを取り除くクリーニング効果であって、歯自体の色を白くしたりホワイトニングした歯をそのまま白く保つことは難しいのです。この環境の違いが日米の大きな差でしょう。

また、アメリカでは歯のホワイトニングを行なっている歯科医院は全歯科医院のなんと九八パーセント！　どこへ行ってもホワイトニングが受けられるんですね。それに歯科医院以外でもホワイトニング専門サロンがアメリカ全土に広がっていて、歯科医院へ行かずとも気軽にホワイトニングが受けられるのです。

日本でも『ティースアート』のように歯のホワイトニングが受けられるサロンができてきましたが、ホワイトニングを導入している歯科医院となるとまだほんの一握り。かかりつけの歯医者さんでホワイトニングがいつでも受けられるアメリカとはまだまだ差があるようです。

今、アメリカで流行っている方法とは?——レーザーホワイトニングはもう古い!?

今、アメリカではどんなホワイトニングが人気なのでしょうか? アメリカのホワイトニング市場はなんと一〇億ドル(一二〇〇億円)以上。アメリカといえばまずホームホワイトニング。一九八九年に初めて発表されたホームホワイトニングは、歯科医院で歯の型を取って歯のカバー(マウスピース)を作ってもらい、そこにホワイトニングのジェルを入れて自宅で自分で行なうタイプのホワイトニングです。

日本でもアメリカでシェア率No.1のナイトホワイトというホームホワイトニング剤が、二〇〇一年に厚生労働省の認可を受けました。このホームタイプのホワイトニングがアメリカでは約八割を占め、年間四〇〇万人が利用しています。これはアメリカの国土が広く何回か通院が必要な歯科医院の中で行なうホワイトニングは、遠方からくる人にとってはとても不便で需要も少なく一部でしか行なわれていなかったことが最大の理由ですが、ここ日本でも初年度だけで約四万個が出荷され、その手軽さが人気のひとつでもあります。現在でも各社から発売されているホワイトニング剤の種類は、ホームホワイトニング用のものが圧倒的に多く見受けられます。

5

一九九六年には歯科医院の中で行なうホワイトニングも改良が加えられ、レーザーなどを利用し通院することなく、一日でホワイトニングができるように工夫してきましたが、思ったほどの効果が上げられず、レーザーを施術した後もホームホワイトニングを併用する方法（デュアルホワイトニングという手法）がとられてきました。現在はこのレーザーホワイトニングを改良し、効果的に一時間足らずで多数の歯を白くでき、ホームホワイトニングを併用せずにすむブライトスマイルのようなシステムが一九九九年に開発され、爆発的に広がっています。

ホワイトニング剤を取り扱っている会社では、この一日で一度に多数の歯を白くするシステムの開発にしのぎを削っており、そのためアメリカでは費用が高い割りに効果が今ひとつのレーザーホワイトニングはほとんど行なわれなくなってきました。今では何十万円もかけて歯のホワイトニングをする時代ではなくなってきているのです。

では一般の消費者がドラッグストアで購入できるホワイトニングシステムはどうでしょうか。今までは簡易トレーといって既製品のマウスピースの中にホワイトニングジェルを入れて使用するものがほとんどでしたが、二年前に大手歯磨きメーカーから発売された『ホワイトストリップス』という歯に貼るだけで白くなるテープ状のものがアメリカで大人気となり、すでに七〇〇万人以上が使用しているといいます。今では既存の商品を押しのけてドラッグストア一番の売れ筋商品となっています。効果的にはプロのホワイトニングには及ばず、これだけで白くすることは難しいと思いますが、ホワイトニングした後のメンテナンス用としては手軽でいい商品だと思います。

ただし、先述したとおりまだまだ虫歯が多い日本の人たちが、プロのチェックなしに使用するのはかなり危険です。必ず治療した箇所も含めてホワイトニングが可能かどうかアドバイスをもらい、定期的にチェックしてもらうことが必要です。

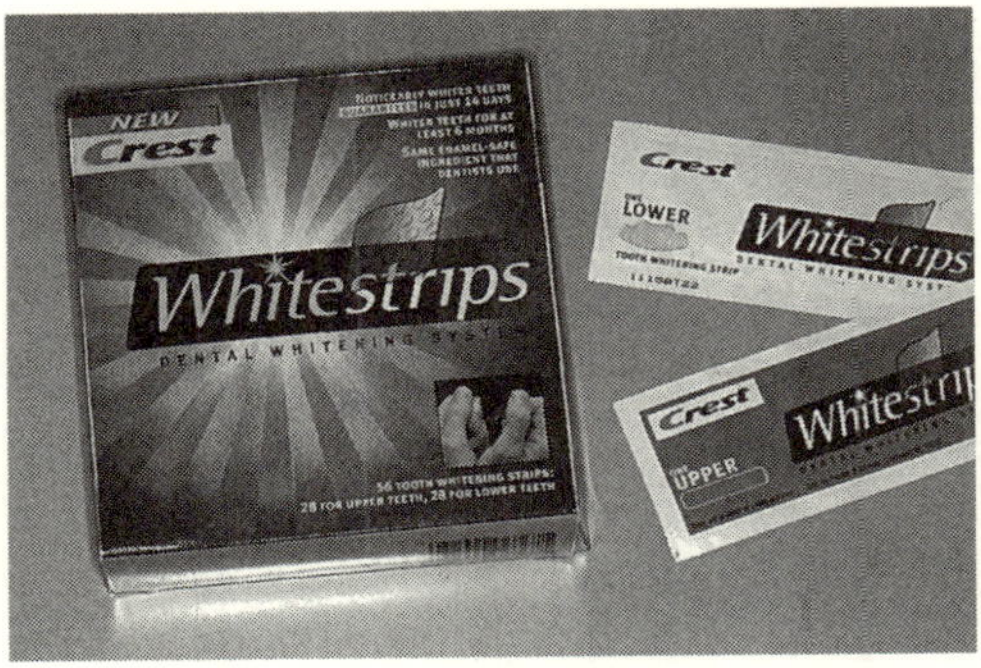

ホワイトストリップス

5

未来のホワイトニング

現在、歯を白くする薬はペルオキサイド（過酸化水素）以外には存在しません。このペルオキサイドは口の中を酸性にする働きがあり、そのままの状態で使用し続ければ歯を傷めてしまう可能性があります。以前にはこのペルオキサイドをそのままの状態で使用していたため、歯の表面が荒れてしまい問題になったことがありました。

今ではこの酸性度（水素イオン濃度＝pH）を調整し、中性に近づけることによって歯の荒れを防いだり、フッ化アパタイト（FA）を用いて荒れた歯の表面を強化したりする方法が数年前からとられており、一部の製品を除いてはホワイトニングで歯を傷めることなく行なうことができるようになっています。

実は口の中は食事をした直後、酸性となっており唾液の作用で数十分後には中性に戻ってきます。日常これを繰り返しているので、一日中食べたり飲んだりしていると口の中が酸性になったままとなり、虫歯になりやすくなるというわけです。ホワイトニングではこの食後の状態と同じことが起こっていますので、ホワイトニングを一日中行なわない限り安全なのですが、歯質の強化と虫歯予防を目的にホームタイプ、サロンタイプともにフッ素を使用するようになっています。

また、ペルオキサイドの濃度が高ければ高いほどホワイトニングの効果は上がりますが、それとともに知覚過敏（歯がしみること）も増えてしまうというジレンマが起こってしまいます。これを改善するためプラズマなどの光を触媒に用いることにより、より低い濃度の薬で効果的なホワイトニングができるようになってきています。

さらに近年、二酸化チタンを触媒に使ったホワイトニング方法が開発され、近々実用化される見込みです。この方法が実用化されれば、現在行なわれているような歯肉を保護したり、フッ化アパタイトを使ったりする必要もなくなります。

これに加えてアメリカでは、次に述べるブライトスマイルのような短時間で多数の歯を白くできるシステムの開発が進み、ほぼ一日で完了するようになっています。〝未来のホワイトニング〟、それは低濃度の薬で歯肉を保護することなく簡単に短時間ですべての歯を真っ白にできるシステム、もうすぐそこまできているのです。

6

革命的ホワイトニング＝ブライトスマイル

噂のブライトスマイルとは

今、アメリカではレーザーホワイトニングにとって替わり、一日で全体の歯を一気に白くできるホワイトニングが大人気となっています。ガスプラズマライトとそれに反応する低濃度のホワイトニングジェルを使ったこのシステムを開発したのが、アメリカの『ブライトスマイル』という会社です。そのホワイトニングシステムの名前もズバリ、ブライトスマイル。眼科の手術で使用するレーザー技術を研究していたアメリカ航空宇宙局(NASA)の科学者、ワーナー博士によって開発されたこの方法は、一日約一時間で相手から見えるほぼすべての歯を白くすることができる画期的なホワイトニングです。

ブライトスマイルは、一九九九年二月にカリフォルニア州サンフランシスコから約一時間東のウォールナットクリークという小さな町で始まりました。歯のホワイトニングだけで他のメニューはないという徹底した専門店です。また、歯科医院というよりはエステティックサロンという雰囲気でとても入りやすく、その効果もズバ抜けていたためアメリカ中ですぐに話題となり新聞や雑誌、TVなどで取り上げられるようになると一気に人気に火がつきました。

その後、施術台を十台前後有する大型サロンを各地に次々とオープンさせ、ブライトスマイルは瞬く間に全米に広がったのです。特にニューヨーク5番街にあるサロンは連日満員。世界中で利用者が一番多いお店となっています。米ナスダックに上場しており、二〇〇二年にはアカデミー賞の出席者に提供される〝ギフトバスケット〟やMTVミュージックアワード、ラテン・グラミー賞のギフトのひとつにも選ばれました。今ではハリウッドスターや有名ミュージシャンなど、多くの人がブライトスマイルの愛好者です。

二〇〇三年現在、アメリカでは十四のホワイトニングセンターと四〇〇〇軒の提携歯科医院で、世界では二十八ヶ国五〇〇〇軒以上の歯科医院で、ブライトスマイルを受けることができます。

ここ日本でも二〇〇〇年から導入されており、全国でブライトスマイルを受けることができます。詳しくは『ティースアート』各店またはブライトスマイルホームページ（http://www.britesmile.com）、ティースアートホームページ（http://www.teethart.com）をご覧ください。

ブライトスマイル、その方法

ここでブライトスマイルを受けてみたいという人のために簡単に施術方法をご説明しましょう。

まず、プロがお口の中をチェックします。その後、専用の歯磨きで歯を磨いてホワイトニング剤のしみ込みをよくします。ホワイトニングする歯（二十〜二十四本）にブライトスマイル専用のホワイトニングジェルを塗り、ブライトスマイルのライトを一時間当てます。最後にフッ素でコーティングして完了。

もちろん私もアメリカで体験してきた経験者の一人なのですが、約一時間後鏡を見てびっくり！　はじめと比べて驚くほど歯が白くなっているのです。ブライトスマイル社の一〇〇〇人を対象とした臨床試験では、カラーガイドで平均八・八段階白くなり、かなり濃い色の歯でも平均五段階白くなったというデータが出ています。私の場合も八段階白くなりました。

こんなに白くなるのに薬の濃度は従来の半分以下、ブライトスマイルのライトがこれを可能にしたのです。きっとこの驚きが口コミとなって短期間の間にアメリカ中に広がったのでしょう。このシステムができたお陰で、ホワイトニングのために歯科医院に通う必要も自宅で自分でやる手間もなくなったのです。

現在はアメリカだけでなく日本をはじめとするアジアやホワイトニング後進国のヨーロッパにもブライトスマイルが進出しています。

またこのブライトスマイルの成功を受け、ホワイトニング剤を作っている多くの会社がこのブライトスマイルシステムを研究し、同じようなシステム開発にしのぎを削っています。ブライトスマイルが開発した一日わずか一時間で歯を白くする革命的ホワイトニングは、世界のホワイトニングのスタンダードになってきているのです。

6

歯を白く保つブライトスマイルのお手入れグッズ

ブライトスマイルはホワイトニングからメンテナンスまで一貫したトータルなシステムとなっています。そのため自宅用の歯を白く保つためのお手入れグッズも充実しています。

ホワイトニングトゥースペースト：ホワイトニング剤（ペルオキサイド）とカルシウムを配合した歯磨きです。カルシウムが歯を強化し、ペルオキサイドが歯の表面の色素を取り除くことによって歯を白くします。ブライトスマイル後の日

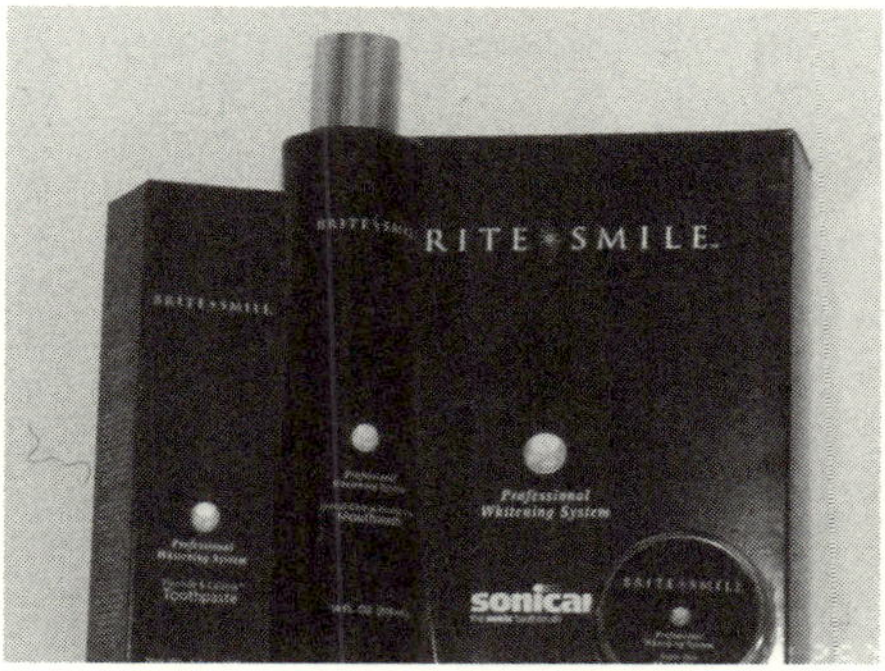

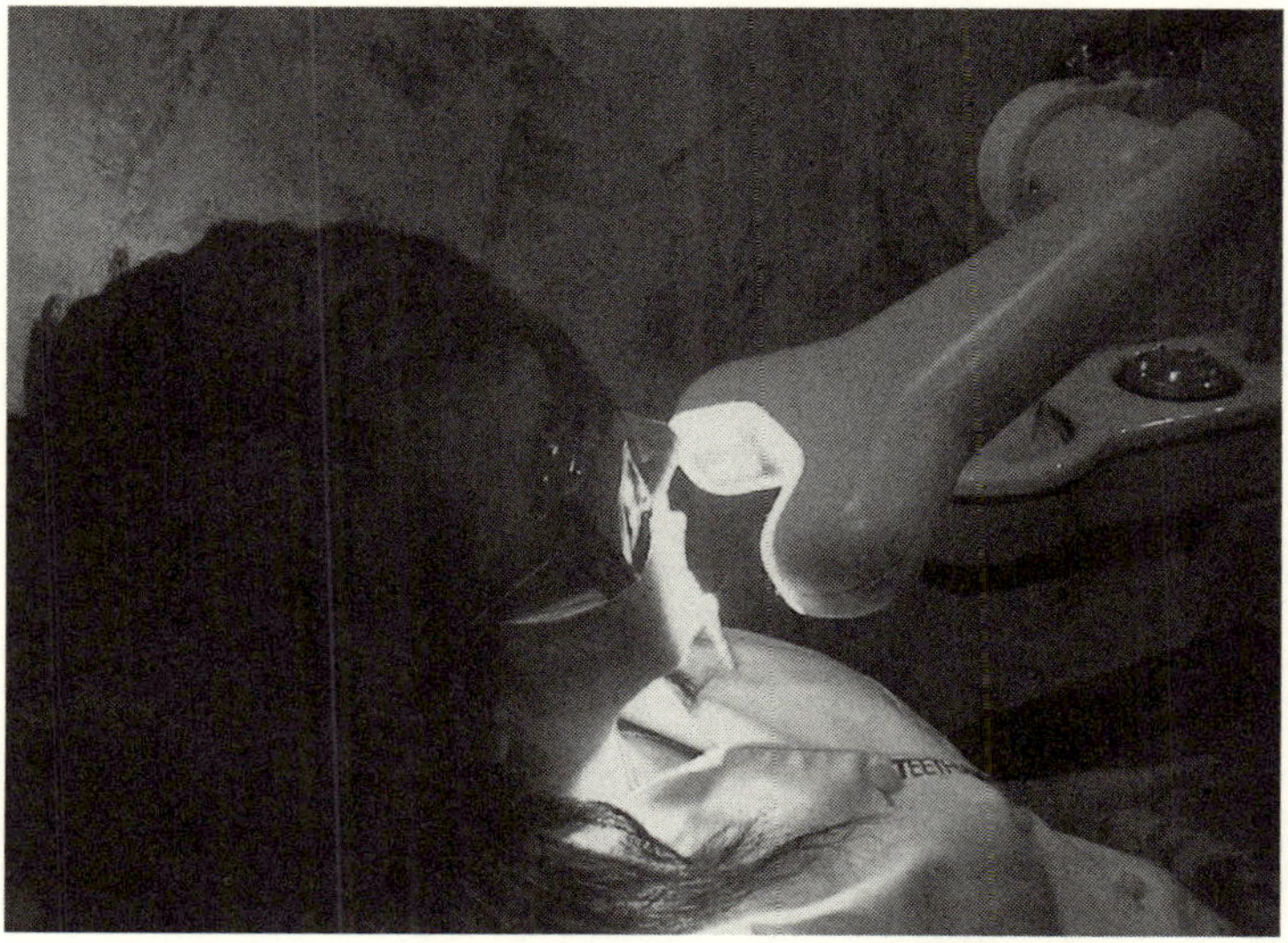

ブライトスマイル（下）とそのメンテナンス用商品（上）

常のお手入れには欠かせません。

メンテナンスキット：ブライトスマイル後のタッチアップ用ホームホワイトニングキットです。歯の型を取ってマウスピースを作り、そこにブライトスマイルのメンテナンス用ホワイトニングジェルを入れて一時間装着します。月一回の使用によりブライトスマイル直後の白さを維持することができます。

マウスウォッシュ：歯を白く保つためのうがい薬です。色素を含んだお食事の後などに使うことにより、歯の表面に色素が沈着するのを防ぎます。

ホワイトニングガム：歯の表面についた色素を取り除くガムです。お食事の後、色素が沈着する前の使用が効果的です。

6

7

ホワイトニング以外に歯を白くする方法

歯のマニキュア

歯のホワイトニングには個人差があり、歯によっては十分に白くならない場合があります。このような場合にはその歯の色自体を隠してしまうような方法で確実に歯を白くすることができます。これには後から述べるようなダイレクトボンディングやラミネートベニヤという方法もありますが、これらは歯を薄く削らなければなりません。歯を削らずに白くするには〝歯のマニキュア〟をお勧めします。

歯のマニキュアには数日間しか使用できない「ティースマニキュア」と、数年間使用可能な「パーマネントマニキュア」があります。

「ティースマニキュア」は結婚式など一時的に白くしたい場合に行ないますが、色が一色しかなく細かい修正ができないため、残念ながらきれいにできる歯は限られてしまいます。また、数日すると徐々にはがれてしまいますので、イベントの一～二日前に塗り、イベントが終わったらすぐにクリーニングしてマニキュアを落とされることをお勧めします。

7

これに対しパーマネントマニキュアは塗ると数年間は使用でき、ある程度の形の修正もできるため、時間と費用が許せばこちらのほうがきれいにできます。色も数段階の白さがあり、希望によって真っ白にすることもできますし、自然な白さにすることもできます。一本あたり通常二十分程度で終わり、数年後に自分の歯に戻したいときにはマニキュアをはずせば元の歯に戻ります。喫煙の有無や嗜好品にもよりますが、塗った後、数ヶ月間はきれいですが、材質の関係で定期的にクリーニングを行なわないと汚れが目立ってしまうことがあります。

マニキュアの最大の特徴は歯を削らないことにありますが、そのために若干の厚みが出てしまうことと、天然の歯やセラミックスの歯に比べると少し透明感に欠けるという欠点があります。ほとんどの場合は気にならない程度ですが、どうしても厚くなることに抵抗のある人や透明感が欲しい人は、次にご紹介する「ダイレクトボンディング」または「ラミネートベニヤ」のほうがいいでしょう。ただし費用は歯を削るため若干高くなってしまいます。

ダイレクトボンディング

ダイレクトボンディングとは、薄く削った歯の上に直接何種類もの樹脂を塗り象牙質とエナメル質の代わりを作っていくもので、アメリカでは頻繁に行なわれている方法です（直接歯に樹脂を貼りつけていくのでダイレクト〈直接〉ボンディング〈貼っていく〉といいます）。

まず、歯の変色した部分を薄く削り取ります。そこに高強度で下の色を遮断するような樹脂を塗ります。これが象牙質の代わりになります。この時点で歯の色を決めてしまいます。次に透明感が強く粒子の細かい樹脂をその上に塗り歯の形を整えます。これがエナメル質の代わりです。この樹脂が固まったら表面を磨き、艶出しを行なって完成です。

きれいに磨かれた表面は天然の歯のような感じとなり、透明感も再現できます。ただし、セラミックスと違い樹脂を使用していますのでマニキュアと同様、定期的なクリーニングが必要になってきます。また、一本あたり一時間以上かかってしまうため、費用もマニキュアよりかなり高くなってしまうという欠点もあります。

二〇〇二年にはアメリカで今話題のナノ・テクノロジー技術を使った新素材が開発、発売され、より自然の歯に近い色合いが再現できるようになり、着色も抑えられるようになってきました。これからの技術の進歩にも注目していきたいですね。

7 ラミネートベニヤ

ラミネートベニヤとは、歯の表面を薄く削ってセラミックス製の薄いシェル状の歯を貼り付けるものです。ホワイトニングが発達していなかった頃に歯を白くするにはこの方法が一番適していました。「エナメル質を取り替える」という感じでしょうか。変色もなく長期間使用することができメンテナンスも比較的楽なのですが、セラミックスを使用するため治療代が高くなってしまうことが欠点です。

現在では歯の色が濃すぎてホワイトニングでは十分に白くできない場合などに利用していますが、神経のない歯や若年者、歯軋りがある人には使用できません。

オールセラミックスクラウン

第4章のホワイトニングに向く人、向かない人でも述べましたが、セラミックスの差し歯やプラスチック製の人工の歯はホワイトニングによって白くすることができません。現在の人工の歯の色よりも白くしたい場合は差し歯のやり替えが必要になります。

最近では技術が進歩し、オールセラミックスクラウンといって金属を全く使わない差し歯ができるようになりました。このオールセラミックスの利点は金属を全く使用していないため、歯茎が黒く変色したり歯の根元に金属が見えたりすることがありません。

しかし最大の利点はホワイトニングした後のきれいな歯の色に合わせられることです。金属を使った差し歯は金属の色を隠すために遮断剤を使用するのですが、この遮断剤を使用することにより歯の色は透明感のない色になってしまいます。歯を自然に白くするには透明度を上げて白くするのですが、金属を使用して遮断剤を入れてしまうと、どうしてもホワイトニングしたようなきれいな白さにはなりません。このような場合でも、金属を使わないオールセラミックスクラウンに替えることにより、かなり白くホワイトニングした歯でもぴったり合わせることができるのです。

このようにホワイトニングをした後、きれいになった自分の歯と白くならない人工歯との白さの差が出てしまった場合や、ホワイトニングを行なった歯くらいまで今までの差し歯を白く治したい場合、また歯並びを矯正せずに治したい場合など、オールセラミックスを使用すればきれいに仕上がります。さらに白い色でセラミックスを作る場合には透明度を高くするため、歯の土台も白いものに変えないと透けてしまうことがあるのですが、最近ではこの土台もセラミックス製やファイバーを使ったものなど白い土台を作ることができるようになりましたので、透けてしまっても大丈夫なのです。

近年、急速な技術の進歩により、今までは無理をすると透明感がなく不自然にしかできなかったような真っ白な歯まで、自然な透明感が再現できるようになったのです。メタルボンドと呼ばれる金属を使った従来型の差し歯ではホワイトニングをした歯に合わせることが難しかったのですが、オールセラミックスの進歩によりホワイトニングの後、人工の歯があってもきれいに真っ白にできるようになってきました。

ＩＴ技術を使った最新セラミックスとは？

オールセラミックスが実用化された一九八〇年頃はすぐ割れてしまう弱い材料というイメージがありましたが、最近では改良に改良が加えられほとんど割れることがなくなってきました。強い圧力をかけて作られるオールセラミックスは、従来型の金属を使った差し歯に使用されている焼き付け用セラミックスよりも強いくらいです。

近年このオールセラミックスの製作に革命が起きました。今、注目されているＩＴを使ってオールセラミックスを作る技術が一九九三年にスウェーデンで開発されたのです。通常のオールセラミックスは歯の型をとった後、石膏模型を作りこれを使って技工所と呼ばれる作業場でセラミックス製の歯を作製します。

しかし、この新しいオールセラミックスクラウン「プロセラ」は歯の型をとり石膏模型を作った後、専用のスキャナーで歯形を三次元的に読み取り、これをオンラインでスウェーデンまで即時に送ります。このデータをもとにして、スウェーデンのプロセラ製作センターでＣＡ

D／CAMと呼ばれるコンピューターによってオールセラミックスクラウンを作る、まさにハイテク歯なのです。このコンピューターによる製作技術でセラミックスの物性が飛躍的に向上し、ほとんど割れることがなくなりました。

すでに全世界で二〇〇二年だけで九〇万本、累計で三〇〇〇万本以上が作られており、ここ日本でも二〇〇一年発売以来一万本近くがスウェーデンより送られてきています。今までの金属を使った差し歯からこのオールセラミックスクラウンへどんどん移行してきているのです。近

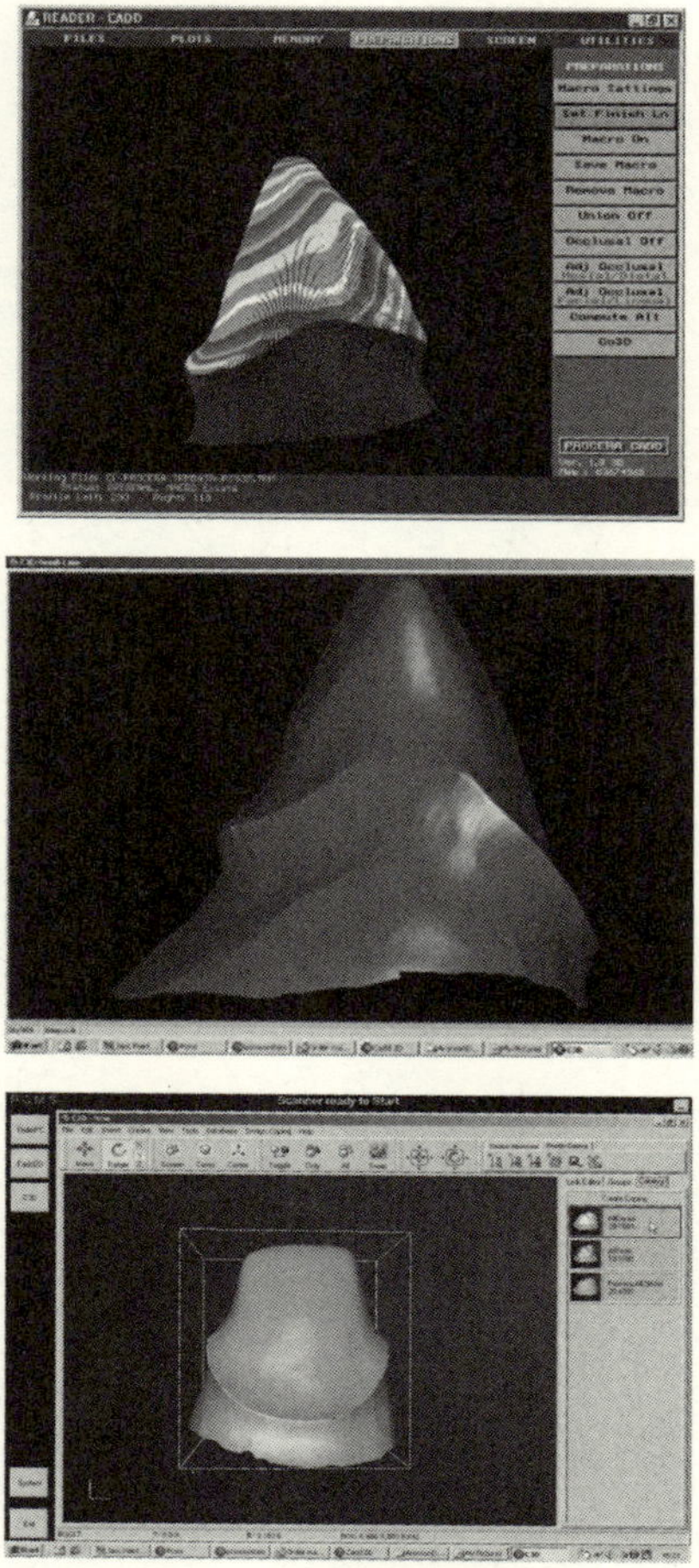

コンピューター技術による
オールセラミックス〝プロセラ〟

い将来は読み取り用のスキャナーが小型化され各歯科医院に一台ずつ普及するようになれば、歯の型をとらずにそのまま口の中で歯をスキャニングしてスウェーデンに送ることができる時代が来るかもしれません。

8

歯を白くするコツ教えます

歯を自分で白くするには

歯を自分で白くすることはできるでしょうか？　答えはｙｅｓです。まず歯を白くする方法は大きくふたつに分けられます。ひとつは歯の表面についた色素（ステイン）を取り除いて白くする方法、もうひとつは歯自体の色を白くする方法です。歯の表面についた色素を落とすだけなら日本で発売されている歯磨きと歯ブラシで十分です。歯磨き剤には通常、カルシウムなどを主成分とした研磨剤が含まれていて、これにより歯の表面についた色を落とします。日本で発売されているホワイトニング効果を謳った歯磨き剤はすべてこのタイプ。カルシウムなどの研磨剤の粒子の大きさや量によって色素を取り除く効果に差が出ます。ただし、研磨剤の粒子が大きいものは色素を落とす効果も大きい代わりに、歯の表面を削る度合いも大きくなるため注意が必要です。この研磨剤粒子の大きいタイプや研磨剤の量が多いタイプはヤニ取り用の歯磨きとして売られていますが、毎日の使用はあまりお勧めできません。粒子の小さな研磨剤を含有している歯磨き剤は、ヤニや茶渋などの頑固な色素を取り除くことはできませんが、毎

8

日の使用にはあまり問題ありません。最近ではキレート剤という表面の汚れを化学的に分解して落とす薬剤が配合されている歯磨きが発売されました。研磨剤は少なくても効果が高くなるようになっていて、歯をなるべく傷つけずに汚れが取れるようになっています。このような歯磨きをうまく使い、歯の表面をクリーニングすることによって白くすることができます。

ふたつ目はホームホワイトニングにより歯自体を白くしていく方法です。ホワイトニングサロンや専門の歯科医院でマウスピースを作成してもらい、それにホワイトニング剤を入れて自宅で行なう方法で、サロンに通わずに手軽に白い歯を手に入れることができます。就寝中にはめてもらって寝ている間に白くするナイトタイプと日中の一時間くらいはめてもらうデイタイプがあります。ホワイトニングジェルの濃度にいくつかの段階があり、これによって効果に差が出ます。国土が広くホワイトニングのために頻繁にサロンに通うことが難しいアメリカでは、十年来このホームホワイトニングが主流でしたが、一日で白くできるブライトスマイルの出現によりそのシェアは低くなってきています。ただ、自分で行なうことにより白さの調整ができることや、ホームホワイトニングキットを持っていれば好きなときにホワイトニングができるというメリットはあります。料金は上下片側で三万円～五万円くらいです。一度挑戦してみたらいかがでしょう。

歯の白さを保つには

歯の白さを保つには毎日のケアが必要です。せっかく歯を白くしてもケアを怠れば元の木阿弥。ケアをすることで白い歯が永く保てるのです。

まずは基本的なブラッシング。汚れは放っておくと固まってしまい取りづらくなってしまいます。その汚れの上に色素が沈着すると歯が黄色くなってきます。そんなことになる前に歯ブラシによってやわらかいうちに汚れを取っておきましょう。この段階ではあまり歯磨き剤を使う必要はありません。歯ブラシ一本で食事の後磨けばいいのです。これだけでもつきたての汚れは取れますのでかなりの効果があります。

次に色素がついてしまったら歯磨き剤を使いましょう。多量につける必要はありません。歯ブラシの先に少量つけて円を描くように一本ずつ磨くようにします。これで色素がとれてきれいになります。

ホワイトニングした歯を白く保つためには前述の方法に加えて、ホワイトニング剤が入った

8

歯磨き剤で歯を磨くことと、定期的なメンテナンスホワイトニング（タッチアップホワイトニング）が必要です。ホワイトニング後の毎日のお手入れにはホワイトニング剤の入った歯磨き剤で歯を磨くことをお勧めします。これは絶対条件ではありませんが、ホワイトニング剤が入ったものを使ったほうが色の戻りを遅くすることができます。

しかし、いくら一生懸命にこのお手入れをしていても、半年から一年くらいで少しずつ色が戻ってきてしまいます。その場合にはこのタッチアップホワイトニング（追加ホワイトニング）を行ないます。タッチアップホワイトニングはサロンで行なう方法と自宅で行なう方法があります。サロンではプロが歯の色のチェックを行ない、再着色の度合いにより一～二回のタッチアップを行ないます。通常はこれだけでホワイトニングが終わった直後の白さに戻すことができます。ホームホワイトニングキットを持っている方なら、ご自宅でタッチアップホワイトニングができます。ご自分で色が濃くなってきたなと思ったら、数回のホームホワイトニングを行なうことによって白さを取り戻すことができます。どれくらいの再着色があるのかを知るには、サロンでプロのスタッフに見てもらうと良いでしょう。

また、歯をなるべく白く保つためには日常の飲食にも気をつけましょう。要注意食品はこの後にリストを載せていますので参考にしてください。ただし、私はこれらの食品をホワイトニング直後は別にして、日常食べてはいけないとはアドバイスしていません。人の好みはさまざまで歯を白くするのに、これら嗜好品を我慢することはとても辛いんじゃないでしょうか。そんな辛い思いをしてホワイトニングをしなくてもいいんじゃないかと私は思っています（自分も好きな飲み物や食べ物を規制されたら嫌だからです）。だから、もしこれらの要注意食品が好きで食べたり飲んだりするのであれば、マメにお手入れすればいいのです。これらを我慢する必要はありません。自分のライフスタイルを変えずに歯を白くすること。それが現在のホワイトニングのあり方だと思います。

ところが反面、『ティースアート』でホワイトニングされた方でこんな興味深い例がありました。その男性は自他ともに認めるヘビースモーカー。歯を白くしたいといらっしゃったのですが、見ると口の中はヤニだらけ。まずはこのヤニを取るためにティースクリーニングを勧めました。クリーニングだけでもヤニが取れてかなり白くなったのですが、その後ホワイトニングを行ない見違えるように白くなった歯を見て、かなり満足されてお帰りになりました。タバコをよく吸うのでアドバイス通り三ヶ月～半年に一回クリーニングとホワイトニングを受けるためサロンにいらっしゃっていたのですが、突然一年間空いてしまったことがあったのです。ところが一年後にいらっしゃったときに拝見すると、色の戻りは若干ありましたがヤニがほとんどついていないのです。あまりにきれいなので「最近クリーニングされましたか」とお尋ねしたところ、「実はタバコをやめたんです。何度も禁煙しようと思って出来なかったのに、歯を白くしたらタバコを吸いたくなくなったんです。不思議ですよね」――これには驚きました。

タバコをやめてくださいとは言わなかったのですが、結果的に禁煙に結びついたのです。タバコを止めたいのに止められない方、薬に頼るより歯のホワイトニングをしてみたらいかがでしょう。歯も白くなってタバコも止められるなんて一石二鳥だと思いませんか。

8

歯を白くする食品

パパイヤにはパパインという酵素が含まれており、タンパク質を分解する作用があります。これは消化を助けるとともに歯についた汚れも落としてくれるのです。食後のデザートにはパパイヤをお勧めします。

また、オーストラリアに自生するピールという木にも歯を白くする作用があるといわれています。オーストラリアの原住民であるアボリジニはこのピールをかじって歯を白くしていたといいます。ただこの現代でピールの木を人前でかじるわけにはいきませんので、今ではこのピールから抽出されたエキスを使って歯磨き剤やフロス、マウスリンス、ガムなどいろいろなオーラルグッズが作られています。

普通に手に入る食品では繊維質のもの、例えばごぼうやセロリ、ビーフジャーキー、スルメなどは前歯でかじることにより歯の表面の汚れを取ってくれます。歯を直接白くするものではありませんが牛乳などの乳製品には歯の表面をコーティングして色をつきにくくする作用があります。カレーや赤ワインなど色の濃い食品をとる前に飲んでおくと良いでしょう。逆に口が渇いているときの赤ワインなどは歯に色がつきやすくなりますので注意が必要です。

食べてはいけない食品一覧

食べてはいけない食品にはランクがあります。「絶対食べてはいけない食品」「食べないほうがいい食品」「気をつけて食べたほうがいい食品」です。

まず、「食べないほうがいい食品」から。食べないほうがいい食品とは着色性食品といわれ、歯を黄色くします。ティーカップや湯飲み茶碗は使っているうちに真っ白な陶器の底のほうが茶色くなってきますよね。あれは陶器の表面に茶渋がついてくることにより起こるのですが、

8

お茶を飲み終わるまでの短い時間でも毎日使っていると茶色く着色してきます。これと同じことがお口の中でも起こっていて、コーヒーや紅茶が好きで毎日飲んでいる人は歯に茶渋がついてきます。具体的にはコーヒー、紅茶、烏龍茶などのお茶類です。また漢方薬にも歯に着色するものがあり、液状になった「飲む漢方薬」は要注意です。他に注意すべき飲み物としては赤ワインが挙げられます。赤ワインにはタンニンが含まれておりやはり歯に沈着します。

他にもブルーベリーやぶどう等タンニンが含まれているフルーツも要注意です。料理ではカレーなどターメリックという香辛料を使用したものも歯に着色します。また、加工食品の中に「着色料」と表記してあるものは、歯にも着色する可能性がありますので注意が必要です。食べたあと舌に色がつくようなものはやめたほうが良いでしょう。これらのものを食べたあとにはなるべく早く歯を磨くか、うがいだけでもすることをお勧めします。

うがいといえば市販されているうがい薬の中には着色料を使用したかなり濃い色のものがありますが、これらも歯に着色する可能性がありますので注意が必要です。着色に気をつけるならできるだけ無色のものかうすいブルーのうがい薬を使ってください。

次に「絶対食べてはいけない食品」ですが、これは単品ではなく着色性食品と着色補助食品の食べあわせによるものです。着色補助食品はそれ単独では着色しませんが、着色性食品と一緒に食べることによって着色を助長してしまう食品です。具体的には炭酸飲料や柑橘系食品、柑橘系飲料、ほうれん草などがこれにあたります。

例えば、カレーとソーダ、コーラなどの組み合わせやグレープフルーツとコーヒー、赤ワインの組み合わせなどです。これらを一緒に摂る場合には、まず着色性食品を食べ終わってから着色補助食品を摂るようにすれば着色を防げます。カレーを食べ終わってから飲み物を飲むとか、赤ワインを飲み終わってからグレープフルーツを食べるといったほうが良いでしょう。ただし、一部の炭酸飲料には多量の着色料を使用しているものがあります。これらはそれ単独で着色性食品と着色補助食品をかねていることになり、要注意です。

炭酸飲料や柑橘系食品ほどではありませんが、度数の高いアルコール飲料も歯の表面の水分を奪い、着色を助長するため着色補助食品といえます。前述のうがい薬の中にも高濃度のアルコールを含有しているものがあり、うがい薬に含まれる着色料とあわせて単品で着色と補助の両方の作用がありますので注意してください。

実は最近流行しているサプリメントの中にも注意が必要な製品があります。体の疲れをとるといわれる「クエン酸」。これはお口の中を酸性にしてしまう着色補助食品に含まれます。クエン酸単体では色はつきませんが、これを飲んだあとに「食べないほうがいい食品」を摂るとすぐに色がついてしまうのです。

私たち『ティースアート』では、ホワイトニングをされるお客様には必ずあらかじめこの

8

「食べないほうがいい食品」のリストをお渡ししています。ある日、お客様からホワイトニングのあと、このリストにある食品は食べないようにしていたのに黄色い濃い色がついてしまったとのご相談を受けました。念のために再度ひとつずつ「食べないほうがいい食品」と「着色補助食品」を口にしていないかどうか確認をしたのですが、該当するものがありませんでした。着色の原因がわからず困惑していたのですが、もう一度そのお客様の一日の中で口にするものをチェックしたところ、最近になって健康のため食前に「クエン酸」を飲みだしたことを教えてくれました。原因はこれでした。クエン酸はお口の中を酸性にしてしまうため、歯の表面が一時的に荒れてしまい、後述の「安全な食品」以外の色付きの食品はすべて歯に着色する危険が出てきてしまうのです。お客様にホワイトニング中のクエン酸摂取を中断していただいたところ歯の着色はなくなりました。クエン酸が健康食品として流行ってきたのが最近だったので初めての出来事でしたが、それ以来、「食べないほうがいい食品」に加えさせていただいています。

皆さんの中でクエン酸を愛用している方がいらっしゃいましたら、できるだけ粉末のものを食後にお飲みになることをお勧めいたします。また、ホワイトニング中は食前食後にかかわらず控えていただいたほうがいいと思います。

またほうれん草や青いバナナにはシュウ酸と呼ばれる渋みの成分が含まれているのですが、

これは酸に当たるため歯の表面が荒れてしまうことがあります。ほうれん草を食べると口の中に変な感じが残る人、いませんか。これも着色補助食品に当たりますので、着色性食品とは一緒に食べないほうがいいでしょう。もしどうしてもほうれん草を食べる場合はなるべくゆでたもののほうがベターです。またシュウ酸はキャベツやビールにも少量含まれていますので注意してください。

最後に「気をつけて食べたほうがいい食品」ですが、これは色がついているものすべてです。日常、単品で食べることは特に問題ありませんが、着色補助食品と一緒に食べると薄い色の食品でも歯に着色してしまうことがあります。またホワイトニング直後（約二十四時間）は歯の表面が乾燥してセンシティブになっているため、この「気をつけて食べたほうがいい食品」もとらないほうが良いでしょう。具体的には白いシャツにこぼして色がつくものはすべてです。絶対食べてはいけないということはないのですが、白い歯を保つためにも気をつけて食べたほうが良いでしょう。

渋谷にあるセルリアンタワー東急ホテルのレストランでは、ティースアート代表の椿智之がプロ

着色性食品
・コーヒー ・コーラ ・ウーロン茶 ・赤ワイン ・たばこ、葉巻 ・ブルーベリー、赤ぶどう ・カレー ・人工着色料を使用した食品 ・色の濃いうがい薬
着色補助食品
・炭酸飲料（特にコーラ） ・柑橘類、柑橘飲料 ・ほうれん草、青いバナナ ・アルコール飲料 ・クエン酸

着色性食品と着色補助食品を、
一緒に食べると歯に色がつきやすい。

デュースしたホワイトニング直後でも安心して食べられる、白い食材を使った特別メニューを用意しています。「これは食べても大丈夫かな?」なんて気にしながら食べるのであれば、是非このメニューを頼んでみてください。ランチとディナーがあります。

◁メニュー内容▷

～ランチ～
前　菜
帆立のマリネと大根のサラダ
スープ
コーンポタージュスープ
主　菜
真鯛のポワレ　白ワインバターソース
又は
地鶏のフリカッセ
パン
ミルク

～ディナー～
前　菜
帆立のタルタル　リンゴとセロリのサラダ
スープ
コーンポタージュスープ
魚料理
真鯛の白ワイン蒸し　クリームソース
肉料理
地鶏のソテー　ストロガノフ風
バターライス添え
パン
デザート
パンナコッタ
ホットレモネード

9

歯を白く見せるには

黒人の歯が白いのはなぜ?

黒人シンガーや黒人モデルの歯って、なんであんなに白いのでしょうか? 歯の磨き方? 遺伝? いえいえ、実は歯の色自体は普通の欧米人や私たち日本人とあまり変わらないのです。歯自体が白いのではなく、歯が白く見えているだけだったのです。

ではなぜ歯が白く見えるのでしょうか。それは黒人の肌の色に関係があります。近くにある色では「対比」という現象が起こります。濃い色と薄い色が並ぶと濃い色はより濃く見え薄い色はより薄く見えます。明るさでも同じことがいえます。暗い色と隣り合わせた明るい色はより明るく見えます。つまり、肌の色が濃く暗い黒人は、白人や黄色人種に比べて薄く明るい色の歯がより薄く明るく(白く)見えるのです。

そういえば日本人でも日焼けした人って歯が白く見えると思いませんか? 日焼けすることにより、肌と唇の色が濃く暗くなり歯が白く見えるというわけです。芸能人にもいますよね、一年中日焼けして歌を唄っている人。やけに歯の白さが目につきますね。(口絵P.3参照)

9

メイクによって歯が白く見える?

黒人の歯が白く見えるのは以上のような理由によることがわかったと思います。それではこれを利用して歯を白く見せてみましょう。

まずファンデーション。日焼けした人の歯が白く見えるようにファンデーションには濃い色を使うと歯が白く見えます。近年美白ブームになっていますが、白系のファンデーションを使うと当然歯は黄色く見えてしまいます。

結婚式場で白無垢の花嫁さんや舞妓さんの歯が黄色いなあと感じた経験はありませんか。芸能界で「美白のカリスマ」と呼ばれていたあの人も、あれだけ肌を白くすると歯だけは黄色く見えてしまっていましたよね。肌を白くすればするほど歯も白くしていかないと歯だけが黄色く浮いてしまうのです。これから結婚を控えている人、真っ白いウェディングドレスや白無垢を着ればお化粧も白くなりますので注意が必要ですよ。

次にリップ＝口紅です。リップは直接歯に接しており、歯の「額縁」となっていますのでフアンデーションより歯の色に与える影響は大といえます。歯を白く見せる口紅の要素は三つあります。「色」「明るさ」「彩やかさ」です。「色」は濃いほうがこれに対する歯の色が白く見えます。次に「明るさ」です。歯は明るさを上げると白く見え、暗くすると黄色っぽく見えてきます。実はホワイトニングサロンで行なっている歯のホワイトニングは、歯自体の明るさ（明度）を上げて白くしていくものです。歯自体の明るさを上げずに白く見せるには、額縁である唇の色を暗くすることによって相対的に歯の明るさを上げて見せることです。つまり、リップを選ぶときなるべく暗い色を選ぶと歯が白く見えます。最後は「彩やかさ」です。歯が白く見える人はこの彩やかさは低くなっています。「彩やかな白」という言い方もあるのですが、彩やかな白とは紙やシーツの白を指しており、歯にこの「白」を使うと歯だけが浮いてしまうので、不自然な「白」になってしまいます。

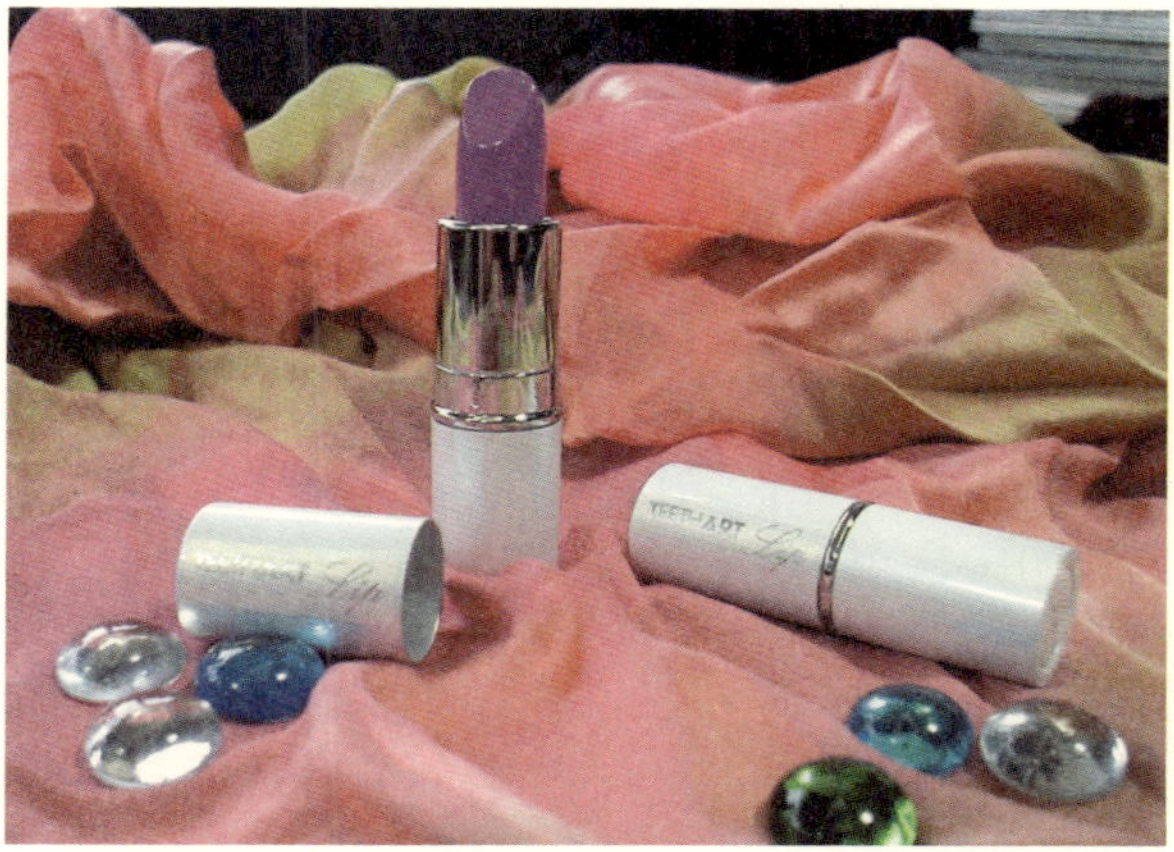

世界初の「歯が白く見える口紅」〝ティースアートリップ〟

9

自然な歯の「白」を強調するには歯の彩やかさを下げるようにしなければならず、したがってリップの色は逆に彩やかな物を選んだほうがいいことになります。この三つの要素を組み合わせてリップを選ぶと、たとえファンデーションがかなり白くても、このリップによってはあまり黄色く見えないようにすることができます（ただし白無垢のときは真っ赤な口紅と決まっているようで、これだと歯の色を白く見せることは難しいと思います）。結婚式のとき口紅を選べるような状況であるなら、日本人には少し濃い色のものがお勧めです。白いファンデーションでも口紅によっては歯を黄色く見せないようにもできるのです。日常、口紅を選ぶときにも参考にしてみてください。

尚、『ティースアート』ではこのコンセプトで日本人の平均的な色の歯が白く見えるように作った〝ティースアートリップ〟という口紅を発売しています。是非一度試してみてください。

10

歯が白いと運が開ける

歯の占い「歯相学」

「歯の占い」って聞いたことありますか? 歯の形や大きさ、並び方などによってその人の性格や運勢などを占うものです。古くは中国で人相を観るひとつの方法の中に歯を観るという項目がありました。もともと人相学は医学の一部として発達してきたもので、それが六世紀半ばに仏教とともに日本に伝えられたのです。また西洋でも古代ギリシャの哲学者によって始められた「人相学」が現代では「類型学」として発達しました。

歯は顔や手のひらと同じように人それぞれであり、一人として同じ歯相というものはありません。「口」という器官は「食べる」「飲む」「呼吸をする」「話をする」という人間が生きていくうえで欠かせないものを摂るための通り道になっていて、人相学では口は運気の入り口といわれています。つまり「口」そのものがその人自身を形作り、歯はその人の歴史を物語っているのです。

この医学のひとつとして発達した人相学の一部である「歯を観る」というものに、さらに歯

10

科医学を加味したものが「歯相学」です。この「歯相」が悪いと人に与える印象が変わってしまい、対人運ばかりでなく運勢自体が悪い方向へ行ってしまうのです。え、歯でそんなに運勢が変わるの？　と思われるかもしれません。歯相学は主に歯自体が運勢を変えるのではなく、人に与える印象、感覚により「こういう風にしたほうがいいですよ」というアドバイスをして、来たる未来に備えるものであり、なんの根拠もない未来を予想するものではありません。「占い」というより「判断」という要素が強いのです。

芸能人にしても企業のトップにしても成功している人は歯がきれいだと思いませんか。生まれつき歯がきれいな人は少ないでしょう。みんな歯並びを治したり、歯を白くしたりしているのです。というと、「成功した人はお金持ちだからできるのよ」と思われる方もいらっしゃるかもしれませんが少し違います。成功したから歯を治したのではなく歯を治したから成功したのです。成功する前に歯を治して、成功する「歯相」にしているのです。有名人で前歯が欠けている人や歯並びが悪い人はほとんどいません。芸能人には芸能人の、スポーツ選手にはスポーツ選手の、社長には社長のそれぞれに適した歯相があります。しかし、一貫して言えることは決して悪い歯相ではないということです。

ここでわかりやすく例を挙げて説明しましょう。たとえば一八五センチの男性がいたとしましょう。この男性の身長は高いでしょうか低いでしょうか。周りの人からはきっと「背が高い人」と言われているでしょう。しかしこの男性がアメリカのバスケットボールチームに入ったらどうでしょうか。二メートル近くの大男の中に入ってしまえば、この男性は間違いなくほかの選手から「背が低い人」と言われるでしょう。つまり背が高いか低いかというのは「誰かに対して」という相対的な表現であり絶対的表現ではありません。

性格も同じです。「彼はとても優しい性格だ」とみんなから言われていた人がいたとしましょう。しかし、彼よりもっと優しい人たちに囲まれたらどうでしょう。きっと彼はその人たちから見れば「優しい人」ではないのです。「優しい人」や「優柔不断な人」などは絶対的ではなく、必ず「誰かに対して」であり「一般的に言って」という表現でも、それは「大多数の人に比べて」であり絶対的ではありません。それに、性格というのは概して自分が決めるものではなく、他人がどう思っているかで決まります。自分で「私はわがままじゃない」と言っていても人から「あなたってわがままね」と言われる人は多いものです。ところが面白いものでとてもわがままなことを言ってもそれを「わがまま」ととられない得な人がいます。おそらく皆さんの周りにも一人くらいいるでしょう。それとは逆に同じことを言っても「お前わがままだなあ」と面と向かって言われる人もいます。

なぜでしょう。これらには「感覚」が大きく関与しています。なんとなく気に食わない、わがままそうだ、いつも文句のありそうな顔をしているなどこれら顔や態度に表れる「視覚効

10

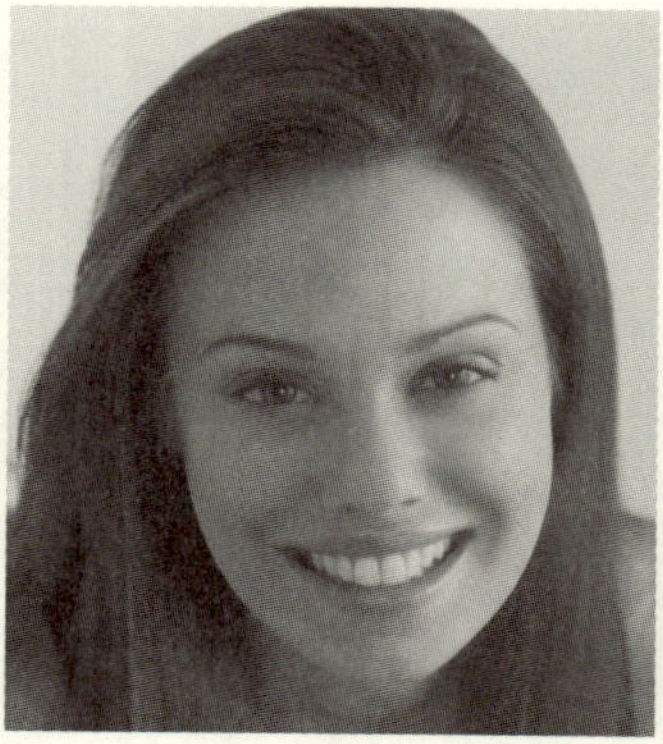

スマイルライン

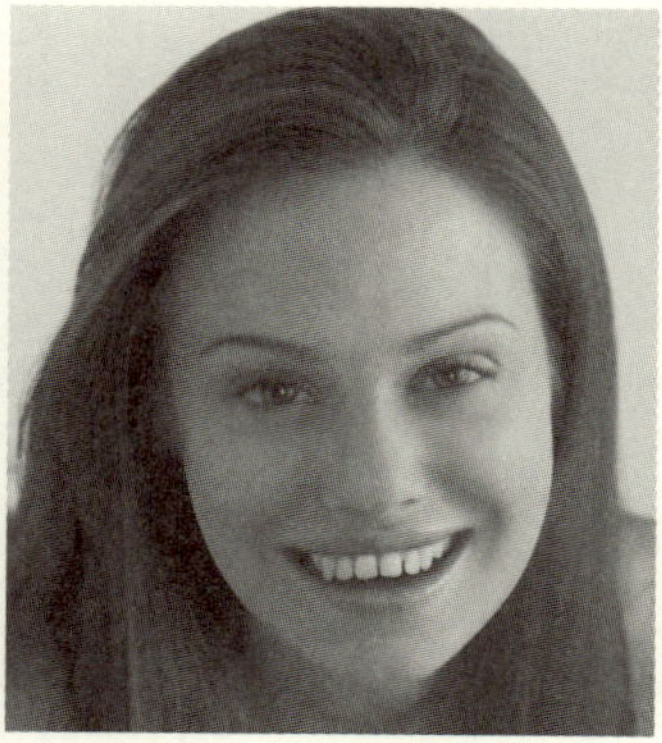

逆スマイルライン

果」で性格が決まってしまうことがあるのです。

　この性格の「相対性」「客観性」「視覚効果」は顔、特に歯が大きく関わっています。図で説明しましょう（次頁参照）。上の女性と下の女性ではどちらのほうが好感が持てるでしょうか？　ほとんどの読者は歯が白い上の女性のほうが顔色もよく明るくさわやかで好感が持てると思います。では上の女性と下の女性ではどこが違うのでしょうか。実は歯の色が違うだけで肌の色などの他のファクターは全く一緒です。歯の色が少し濃いだけでこれだけ印象に差が出るのです。

　それでは上の写真を見てください。どちらが笑っていますか？　実は左右の写真は両方とも笑っているのです！　左の写真ではスマイルラインといって上の歯の並び方が笑っている下唇と弓形に平行になっているのがわかりますか？　これがいい歯相なのですが、右の図では歯の並びが笑ったときの唇と逆のカーブにな

上下の女性、どちらが好きですか

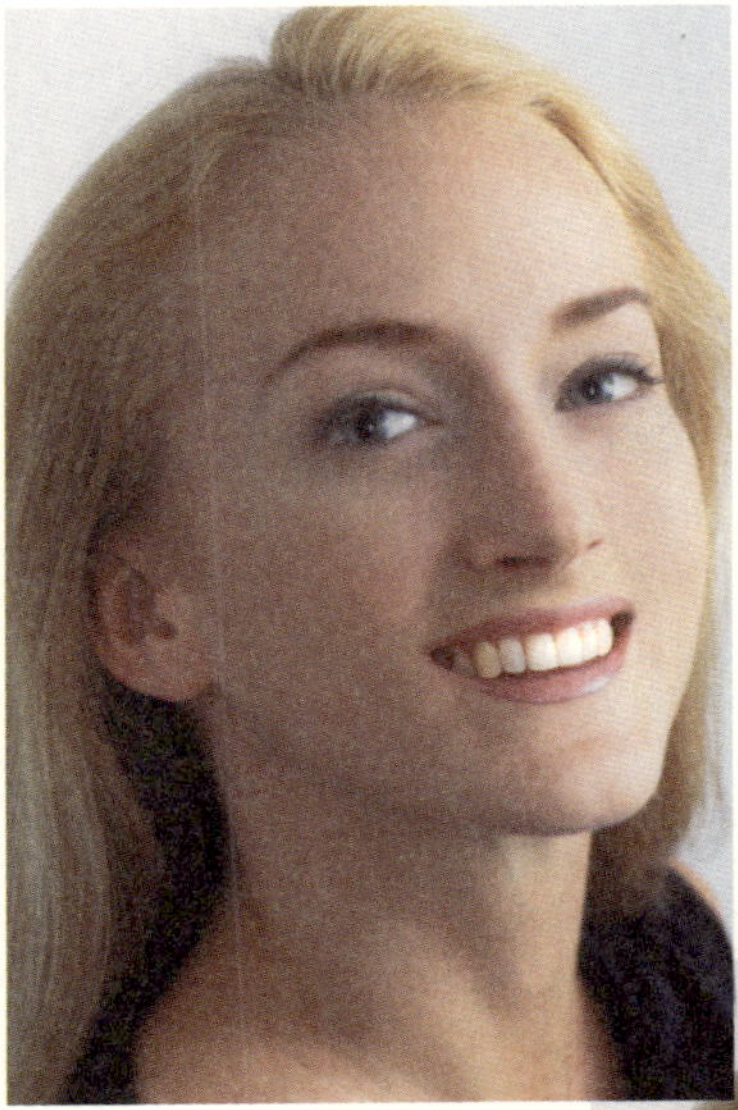

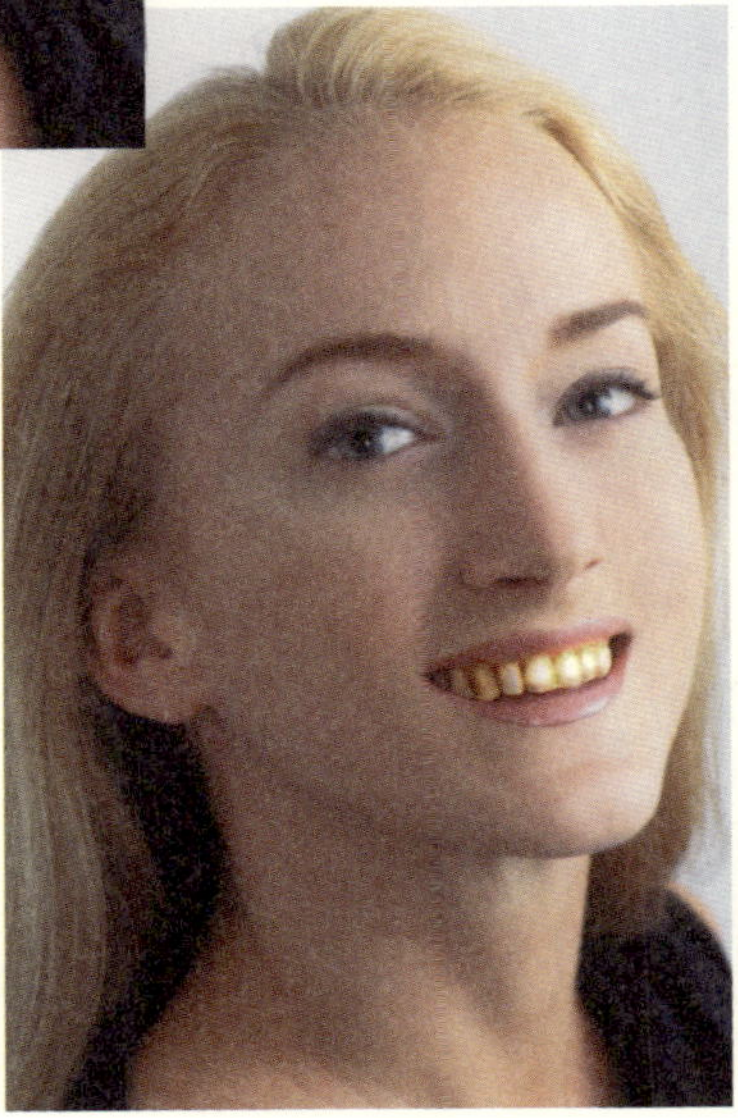

ってしまっています。こうなっていると口では笑っていても他人には笑っていない、つまり無愛想に見えてしまうでしょう。あなたの周りにも「あの人ってあんまり笑ったの見たことないね」なんて言われている人はいませんか。もしかしたらその人は一生懸命笑っているのかもしれませんよ。これが悪い歯相ということになります。しかしこの歯相を利用して成功した人もいます。

元アイドルタレントのIさんはある時期とても低迷していました。アイドルグループを解散してからもしばらくはアイドル路線で売ろうとしていたのですが、彼女は「逆スマイルライン」となっており、アイドルには向かなかったのです。ところが最近、脱アイドルで毒舌のバラエティタレントに転身してからはこれが大成功。毎日のようにブラウン管に登場しています。これは例外中の例外で、テレビの中だからこそ受けたことで一般的にはあまり歓迎されないでしょう。

このように対人関係を良くしたいのなら是非このスマイルラインに気をつけてください。すでに逆スマイルラインになっている人は歯医者さんに相談してみてはいかがでしょう。歯の角を丸めるだけでもきれいに見えることがあります。経営者やスポーツ選手の多くはこのスマイルラインが平坦になっています。愛想だけでは生き残れない強い精神力が必要なのですね。笑い方については後述の~タイプ別きれいなスマイルの作り方~で詳しくお話します。

次は歯の大きさを見てみましょう。歯が大きい人、特に前歯二本（門歯）が大きい人は何事にも積極的です。ただし、歯が大きくて前に出ている人はでしゃばりすぎる傾向がありますので注意したほうがいいでしょう。歯の大きい人は全般的に男性的、小さい人は女性的で大きい人は小さい人との相性がいい傾向があります。男性的、女性的ということから言うと歯の形も影響します。歯の角が角張っている人は男性的なので優しい感じのする丸みを帯びた女性的な歯の人と相性がいいでしょう。

歯相学において一番重要な部分があります。それは当門と呼ばれる前歯二本（門歯）で人が最も目にする部分です。この部分に虫歯があったりすいていたり欠けていたりすると運が逃げてしまうといわれています。また、この部分に汚れがついていて黒く見えてしまう場合も同じです。もしこの部分に問題があればすぐに治すことをお勧めします。もしすぐに治せない場合はなるべく口をしっかり結んで運気がもれないようにし、話をしたり笑ったりする場合はなるべくこの部分が目立たないようにしてください。

それではこの他のいくつかの例を挙げていきましょう。

門歯二本の中央がくびれて屏風型になっている人は強運相です。特にギャンブルや勝負事には強く一時負けても盛り返す力があります。ただし、この相の人でも逆スマイルラインであったり、歯並びが悪く、噛んだときに上下の歯がすいてしまったりするような人はこの運が長続きしません。また、人の面倒もよく見るため人から慕われます。スポーツ選手をはじめ芸能人にもこのタイプの人が多いのは単なる偶然ではないでしょう。

10

犬歯が出ているいわゆる「八重歯」の人は欧米では「ドラキュラの歯」とされ、嫌われています。日本では少し前までかわいいというイメージが定着していたのですが、国際的なミスコンテストに日本の代表として八重歯の女性を出場させていたため、海外の有識者から非難を浴びたことがあるそうです。現在ではミスコンばかりでなくキャビンアテンダントやタレントなどもNGとなっています。性格的には甘えん坊で好き嫌いがはっきりしています。

門歯の中央に隙間がある人は全体的にあまり良くありません。昔から親との縁が薄くなるといわれていますが、そればかりか、せっかくチャンスがめぐってきてもそれを生かせなかったり、お金が入ってきてもたまらなかったり、結婚してもうまくいかなくなることがあります。欧米ではこの隙間はなぜか金運がよくなるといわれていたようですが、日本の八重歯同様、世界的にはおかしなことであるため最近では閉じる方向にあるようです。ハリウッドの有名アクションスターも数年前にようやくこの部分を治しました。この俳優主演のシリーズ第三作が作られましたが、よく見ると前二作と前歯の形が違っています。同じサイボーグという設定なのですが、歯だけは進化したようです。

最後に歯が白い人。積極的で対人運、恋愛運がよくなります。白い歯が嫌い！　なんていう人はほとんどいませんよね。これは次の項で詳しくお話しします。ただし、にごった白い歯はあまりよくありません。健康運、対人運が下がります。もともとであれば仕方ありませんが、汚れていてにごっている人は今すぐきれいにしましょう。

スポーツ選手の中で歯を白くしたために本業以外で（？）大成功した人がいます。メジャーリーガーの新庄選手です。彼はアメリカに行くことになってまずしたこと、それは歯を白くすることだったのです。最初に入った球団はニューヨークに本拠地を置くニューヨーク・メッツでした。やはりニューヨーカーになる以上、歯もアメリカ人になろうと思ったのでしょうがこれが思わぬ効果を挙げたのです。彼は歯を白くしてアメリカに行ってからイチロー選手と同じくらいかそれ以上に注目されるようになり、さわやかな彼のインタビュー模様は毎日のように日本で放送されるようになりました。記録はイチロー君、記憶は自分でと言っているように、阪神にいるときに比べて明らかにイメージが変わったと思いませんか。あの白い歯でにっこり笑われていやな感じのする人は少ないと思います。

メジャーリーガーといえばやはり松井選手でしょう。松井選手はヤンキースで自分の夢を実現させた一人です。彼も歯がきれいですよね。歯相もスポーツ選手に向いています。前歯二本の真ん中が少しへこんでいること、スマイルラインが平坦なこと、下あごが少し前に出ていることなどです。下あごが前に出ている人は意志が強く頑張り屋です。この歯相を持っている選手にはドジャースの石井選手、スキーの舟木選手など。マリナーズのイチロー選手も少し下あごが出ていますね。ただしあまり出過ぎていると我が強くなり目上の人に嫌われてしまいますが、あれくらいであればスポーツ選手にとってはちょうどいいのではないでしょうか。

歯相は変えることができます。成功してから治すのではなく成功するために今からでもいい歯相を手に入れて運気を上げましょう。

10

歯が白いと得をする
——白い歯が相手に与える影響

ひと昔前、「歯は黄色いほうが健康」といわれていました。でも今はみんなこぞって歯を白くしています。では「黄色いほうが健康」はウソ？　いいえ、ウソではありません。

当時は歯を白くするという技術がなかったため、歯が白い人というのはもともと歯のエナメル質が完全にできずに透明感のないカフェオレのような「白」になってしまっている人のことを指していたと思われます。健康な歯というのは、本来エナメル質が半透明でその下にあるアイボリー色の象牙質が透けているため黄色っぽい色に見えていますが、エナメル質が不完全だと下の象牙質が透けないため透明感のない白になります。すなわちひと昔前までは白い歯＝不健康だったのですが、今ではホワイトニングという技術が登場し、透明感を保ちながら自然に白くできるようになったので、白い歯＝不健康という図式は成立たなくなりました。

「白」という色にはいろいろなイメージがあります。「清潔」「健康」「さわやか」「上品」「純粋」「無垢」などなど。いずれにしてもプラスの印象です。アメリカでは歯の「白」はさわやかで健康に気を使っている上流の人というイメージがあり、逆に歯が汚いと野蛮で下品な人となってしまいます。

では実際に歯が白いとどういう影響を相手に与えるのでしょうか。歯の占い「歯相学」の項でもご紹介しましたが、歯が汚い人と白くきれいな人では第一印象にあれだけの差が出てしまいます。TVドラマや映画でも殺人犯や強盗犯などは良く見てみると歯が真っ白な人は少ないと思いませんか。それもそのはず。歯が白くてさわやかな殺人犯なんてピンときませんよね。この例でもわかるように歯が白いだけで相手に好感度を高めて、安心感を与えることができるのです。もしあなたが二〜三日お風呂に入っていなかったとしても、歯が白いだけで清潔というイメージを相手に植え付けることができるでしょう。最近の芸能界の白い歯ブームもこれが影響しています。やはり「好感度アップ」には白い歯。これは広告業界にも浸透しておりデジタル技術が進歩した今では雑誌、ＴＶＣＭで契約タレントの歯を白く修正していることがあります。白い歯は商品の売上アップにも貢献しているのですね。

『ティースアート』をオープンしてすぐのこと。銀座のお店にあるタレントさんが見えました。そのタレントさんは当時まだ名前が売れていなかったのですが、週末に有名企業のCMオーディションがあるのでその前に歯を白くしておきたいと言ってこられたのです。拝見してみると確かに少し黄ばんでおり写真で見ると目立つとのこと。そこで、一日で白くできるブライトスマイルを行なったのですが、A1くらいまで白くすることができ、喜んで帰られました。しばらくして突然そのタレントさんがいらっしゃいました。「先生、ありがとうございました。お蔭様でオーディション受かりました！　それに歯がきれいだねって褒められたんですよ！」と言ってくれたのです。こういうときは本当にこの仕事をしていてよかったな、と思える瞬間です。

先日もテレビを見ていると新しくレギュラーになったタレントの女の子が「私の自慢はこの真っ白い歯です。よろしくね」と言っていました。アメリカではよくある話なのですが、日本で自分の歯の白さを自慢するタレントはなかなかいなかった（というより事務所が嫌がっていた？）ものです。時代は変わったなぁと感じてしまいました。

時代は「若返り」

アメリカでは今、「アンチ・エイジング」「エイジ・ディファイング」がキーワードになっています。両方とも「年齢に逆う」という意味です。髪の毛を染めることから始まって、コラーゲンによって肌の張りを取り戻したり、整形でしわをとったりするのです。

その中に歯のホワイトニングも含まれています。人間の歯は普通、年とともに黄色くなってきてしまいます。これは象牙質の色が中から濃くなってくること、エナメル質が薄くなってきて象牙質の黄色い色が透けてくること、エナメル質に色素が着色してくることなどの原因が考えられます。これらのことによって歯が黄色くなってきてしまうのですが、これを白くすることによって歯を若返らせるのです。歯が白いと若々しく見えるものです。

また笑い方やしゃべり方にも年齢が出てきます。年をとってくると顔の筋肉や肌の張りが衰えてくるために徐々に口角が下がってきてしまい、笑ったときやしゃべっているときに上の歯の見える範囲が狭くなり代わりに下の歯が多く見えてきます。中には上の歯がまったく見えず、

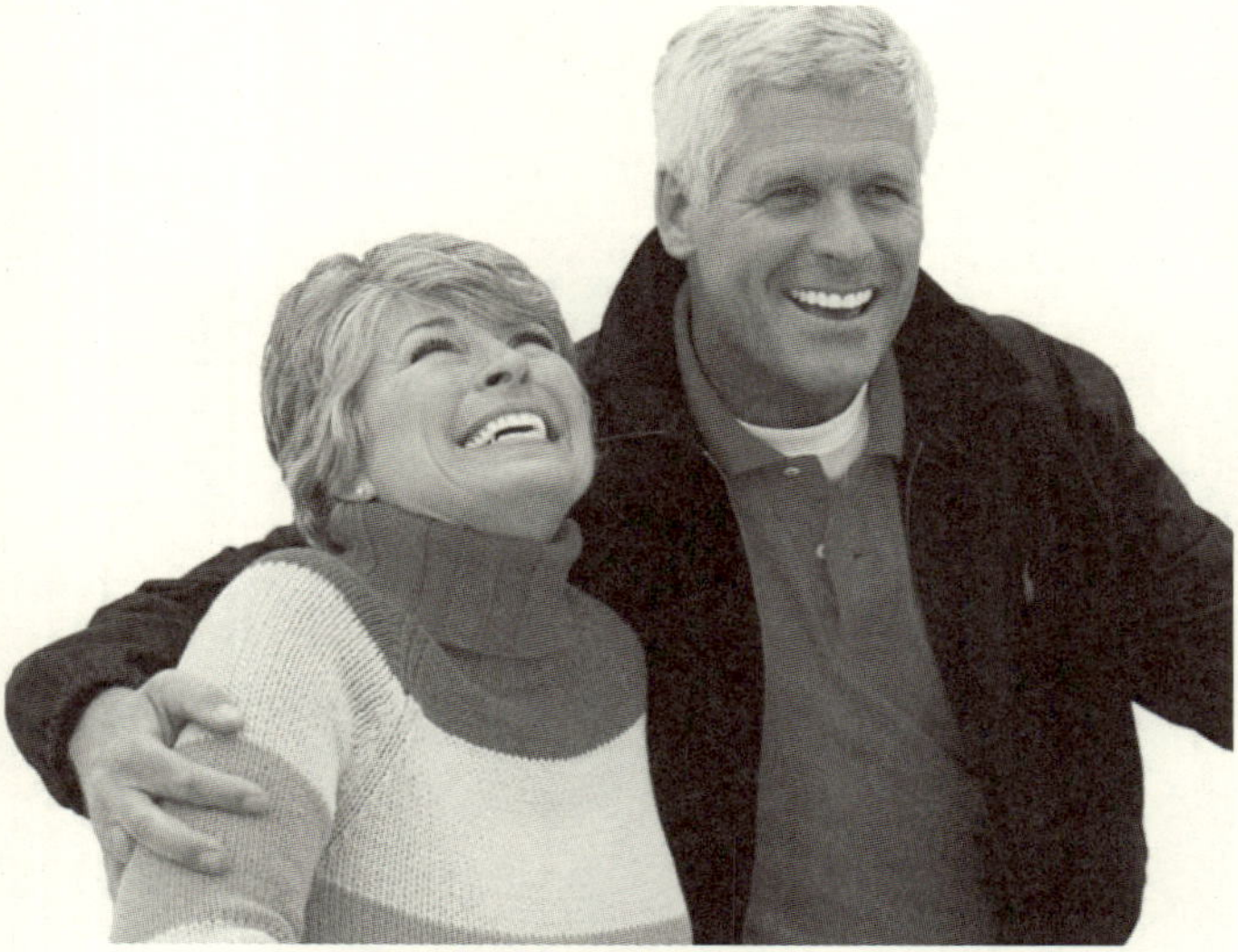
歯によっては若く見えます

下の歯がゾロっと見えている人がいますが、相手にあまりいい印象を与えません。日本人は口が小さいので下の歯が見えてくると上の歯はほとんど見えなくなってしまいます。こうなってくると一気に年をとったように感じられてしまいますので、次の項の～タイプ別きれいなスマイルの作り方～を参考に若く見える笑い方をマスターしてみてはいかがでしょう。

今から十数年前のことですが、私がアメリカの友人の家に夕食に招かれたことがありました。友人は当時、両親と妹の四人でロスの郊外の一軒家に住んでいましたが、アメリカではどこにでもある普通の中流家庭でした。その友人のお母さんはそのときすでに六十歳に近かったのですが、笑顔がとてもきれいで歯も白く、四十歳代にしか見えませんでした。歯がとてもきれいですねと褒めると「私の歯は全部自分の歯なのよ」と笑って見せてくれました。六十歳になっても抜いてしまった歯が一本もなく、しかも歯が白いのです。やはり歯の色と笑い方によってはずいぶん若く見えるものだな、と失礼ながら（？）思ってしまいました。

歯をきれいに見せるには
～タイプ別きれいなスマイルの作り方～

笑い方によって歯がきれいに見えたり逆に暗く見えたりすることは知っていますか。貴方の周りやＴＶに出てくる人の中に「いやな笑い方をするなあ」と思う人はいませんか。笑い方としては上の歯の左右犬歯～前歯の六本の先端を結んだ線が下唇と平行になっていること（これをスマイルラインといいます）、口角が上がっていることがきれいとされています。当然このとき上の歯が見えていることが前提なのですが、中には笑ったときに上の歯がほとんど見えず下の歯のみが見える人がいます。この笑い方はきれいな笑い方とはいえません。年をとってくると筋肉や肌に張りがなくなり口角が下がってきてしまうので、笑ったときに下の歯

10

しか見えなくなってしまうのです。また相手に隠し事をしているときやバツが悪いとき、相手を嘲るときなどもこういった笑い方になります。もし鏡の中の自分がこんな笑い方をしていたら是非直してください。きっとそういう時は下唇に力が入ってしまっていますよ。人差し指で口角を上げて笑う練習を一日一回鏡を見ながら練習してみてください。口角も上がって上の歯がきれいに見えるようになりスマイルラインも美しくなってきます。また、口の左右どちらか一端だけで笑う人もあまりいい印象を相手に与えません。「いやな笑い方」と感じる人はほとんどがこのどちらかになっています。口が大きい欧米人は大きく笑うと上下の歯両方が見えますが、日本人は口が小さいので下の歯まで見えるのはあまりよくありません。上の歯だけきれいに見えるような笑い方がお勧めです。皆さんも少しだけ笑い方に気をつけてみましょう。相手に与える印象も変わり、対人関係もきっとよくなるはずです。

また、口を手で隠しながら笑うのもよくありません。特に欧米ではご法度です。相手に悪口を言っているのではないか、何か隠し事をしているのじゃないかと思われてしまうのです。日本のキャビンアテンダントは以前に機内で口に手をあてて笑っていたところ、海外のお客様から苦情が出てしまいこのことが問題となったことがありました。そのため数年前から禁止になったと聞いています。

きれいな笑い方を作る方法は人によって異なります。皆さんも以下のタイプ別きれいな笑顔の作り方を参考にしてください。

笑うと上の歯の根元まで見え、歯茎も見えてしまう人：ハイリップラインというタイプです。笑ったときに上の歯茎までが見えてしまうと相手にあまりいい印象を与えることができません。このようなタイプの人は笑うときに上唇をあまり上げないように練習してください。上唇を上の歯に少し押し付けるような感じで笑うといいと思います。笑ったときに上の歯の根元が上唇に沿うくらいのほうがきれいです。

笑うと上の歯の根元約1／3が隠れる人：ミドルリップラインといって理想的なタイプです。このタイプの人は相手に好かれます。多くのタレントやモデルはこのスマイルができるようにしています。

笑っても上の歯の2／3以上が隠れてしまう人：上の歯がほとんど見えないと楽しそうに見えず、また相手に隠し事があるような印象を与えてしまいます。微笑むくらいのとき少しだけでも上の歯が見えるように練習してみましょう。またこのタイプの人は笑ったときき下の歯が上の歯よりも多く見えている場合があります。下の歯が目立ってしまうときれいではないので下唇の力を抜いてなるべく上の歯が見えるような笑い方を練習してみましょう。

11

『ティースアート』は歯専門の〝ビューティーサロン〟

『ティースアート』誕生秘話

『ティースアート』は日本で初めての歯専門のトータルビューティーサロンです。その第一号店を一九九五年五月に銀座にオープンしました。しかし、ティースアートの発表は一九九三年十一月、構想はそれよりさらに前の一九九〇年でした。

当時、エステティックサロンが流行り出し、ネイルサロンという新しいタイプのお店が出現し出した頃のことです。私が行きつけの美容院のオーナーの紹介でファッションデザイナーとコーディネーターと知り合う機会がありました。ひょんなことから私が自分でデザインした服をその二人で作ってくれることになったのです。

これがきっかけでいろいろと話をするようになったのですが、そんな中、私が「歯をもう少しファッション化するにはどうすればいいだろうか。今の若い人はそれがお洒落じゃないと興味を持ってくれない。ファッション化して若い人たちに歯をお洒落のひとつに加えて欲しい」という相談をもちかけました。当時から私は歯のホワイトニングやクリーニングなどエステティックの分野に興味があり、アメリカのハーバード大学の歯学部に勉強に行ったこともあったのです。アメリカではすでに歯のホワイトニングが行なわれていましたが、日本ではデンタルエステというとどちらかといえば美容外科に近く、歯を白くするために削ってセラミックスを被せる治療が中心でした。料金も高く、私たちが目指した〝お洒落〟とは程遠いものだったのです。

そこで私とデザイナー、コーディネーターの三人で歯のファッション化プロジェクトチームを作り、名前をTEETHART（ティースアート）に決めたのです。とにかく〝お洒落に〟ということで、フランスのファッション雑誌を手本に有名モデルとプロカメラマンの協力でイメージパンフレットを作成しました。そのパンフレットの値段表には歯に石を飾る世界で初めての「ティースアート」と一緒に、「ティースクリーニング」「ティースホワイトニング」「ティースマニキュア」など現在のティースアートの核になるメニューをすでに揃えていたのです。

しかし、その値段が問題でした。従来の美容歯科、審美歯科の値段はクリーニングが二万円～五万円、ホワイトニングが一本数万円と決して安いものではなく、お洒落として若い人たちが手軽に利用できる金額ではなかったのです。果して、お洒落として手軽に利用できる金額は？　私はそのとき流行ってきていたネイルサロンの値段を参考にしました。一回の施術で二〇〇〇円～四、五〇〇〇円がいいところ。これなら手軽に利用できそうですが、人件費等を考えるとただ単に安くすることは不可能です。

そこで私は今まで行なわれてきた口の中全部のクリーニングというものをやめ、汚れが目立って気になる前歯六本に限定したため、三〇〇〇円という低料金に設定することができました。またホワイトニングは数回のセット料金ではなく一回ごとの料金にし、前歯六本を一緒に施術することで一本あたりの単価を安くすることに成功したのです。これによりネイルサロンやヘアーサロンと同じように定期的に来て貰えるような値段設定にすることができました。

そして一九九三年ティースアート発表、一九九五年『ティースアート』銀座店オープン以来、今ではこの値段設定が他のサロンも含めてスタンダードになってきています。

決して順風満帆ではなかったオープン当初

何事においても「初めて」というものには苦労が付き物。『ティースアート』しかりです。一九九五年五月にオープンしたばかりの時には歯のホワイトニングはもとよりクリーニングさえも知らない人が多く、開店しても何をやっているお店かわからなかったようです。中には美

11

容院と間違えて「パーマをお願いしたいのですが」と言って来店してきた人もいました（本当の話です）。さらに医療法で通常の宣伝が制限されているため、思うように一般の人にお店の内容を伝えることができなかったのです。そのときは困りました。知り合いに来てもらったり、近所の人を呼んだりしていましたが、それにも限度がありました。開店休業状態が続きこのままでは経営できなくなるというところまできていたのです。

どうしたらお店のことを知ってもらえるだろう？　どうしたら一般の人に歯のケアをわかってもらえるだろう？　そんな時、転機が訪れました。噂を聞きつけたあるメジャー新聞社が取材にきてくれたのです。「日本で初めての歯のおしゃれサロンが若い女性の間で人気」という見出しで朝刊に掲載されました。一九九五年九月のことです。これを機にテレビ、ラジオ、雑誌等に掲載されるようになりお客さんも増えてきました。

これで大丈夫だろう、と思ったのも束の間、横槍が入ってしまいました。同業者の歯科医師から反発があったのです。理由は「歯科医師がそんなことをしてもいいのか」「歯をきれいにするなど歯科医療とはいえない」「料金を明示するな」など、どこの業界にもありがちな〝出る杭は打たれる〟的な抗議でした。直接オフィスに電話がかかってくることさえあったのです。特にこの時代にあって「料金を表示しなさい」ならわかりますが、「料金を明示するな」には驚きました。『ティースアート』では利用者にわかりやすくするため料金表を作ったのですが、保険診療の一般医療では料金を明示していないため、これが他医院との〝差〟につながるという理由でした。横並びが当たり前の医療業界だからでしょう。これも出る杭だったのです。

しかし私はアメリカで直接歯のクリーニングなどを見てきており、歯のケア（予防）がこれからの歯科医療に必要だということを肌で感じていましたし、医療費削減など現在型の歯科業界の未来にも不安を感じていたので、これに屈することなく『ティースアート』を続けました。

よく雑誌のインタビューで「なぜ『ティースアート』を始めたのですか？」という質問を受けます。その最大の理由は日本人の歯のレベルを欧米並みに引き上げることだったのですが、実はもうひとつありました。私の祖父、父ともに歯科医師で大正時代から渋谷区で一般歯科医院を開業していました。私の時代になって歯科医師過剰時代と騒がれるようになり、二〇二〇年には歯科医院の約六〇パーセントが経営困難になるというシンクタンクの予想まで出るようになりました。今のような削って詰める治療だけに頼っていては歯科業界自体が駄目になる、もっと予防にシフトしていかなければ。そう感じた私は、アメリカで学んだクリーニングやホワイトニングなど〝ビューティ・ケア〟の部門を独立させた『ティースアート』をオープンさせたのです。気軽にそしてお洒落のひとつとして歯のケアができればきっと需要は伸びる、そうすれば日本人の歯もきれいになるし虫歯もなくなる。歯科医院も今までの治療という収入源以外にケアという新たな収入源もできる。一石二鳥にも三鳥にもなるのです。〝日本にもケアという概念を定着させたい〟、この信念があったからこそ他からの横槍にも負けずに今日まで頑張ってくることができました。

確かに今までの歯科治療とは全く違う側面を持っていますので反発もあると思います。しかし今や歯のケアはグローバルスタンダード。『ティースアート』を筆頭とする歯のサロンが全国にオープンし、ようやく一般の人達に歯のケアが受け入れられるようになりました。一般の歯科医院に受け入れられる日も近いでしょう。

11

『ティースアート』で手軽に歯を白くしよう

ティースアートは「歯を削らない」ということを前提にし、美容院に行く感覚で気軽に歯を白くしてほしいというコンセプトから生まれました。歯をきれいにしたり、白くするためのコースが三十以上あります。それまでは「歯を白くする」ということはお金持ちの一部の人や芸能人が行なうものというイメージがあったと思います。しかし、一九八九年アメリカで歯を白くするホームホワイトニング剤が歯科医院向けに発売されて以来、歯を削らずに白くする「歯

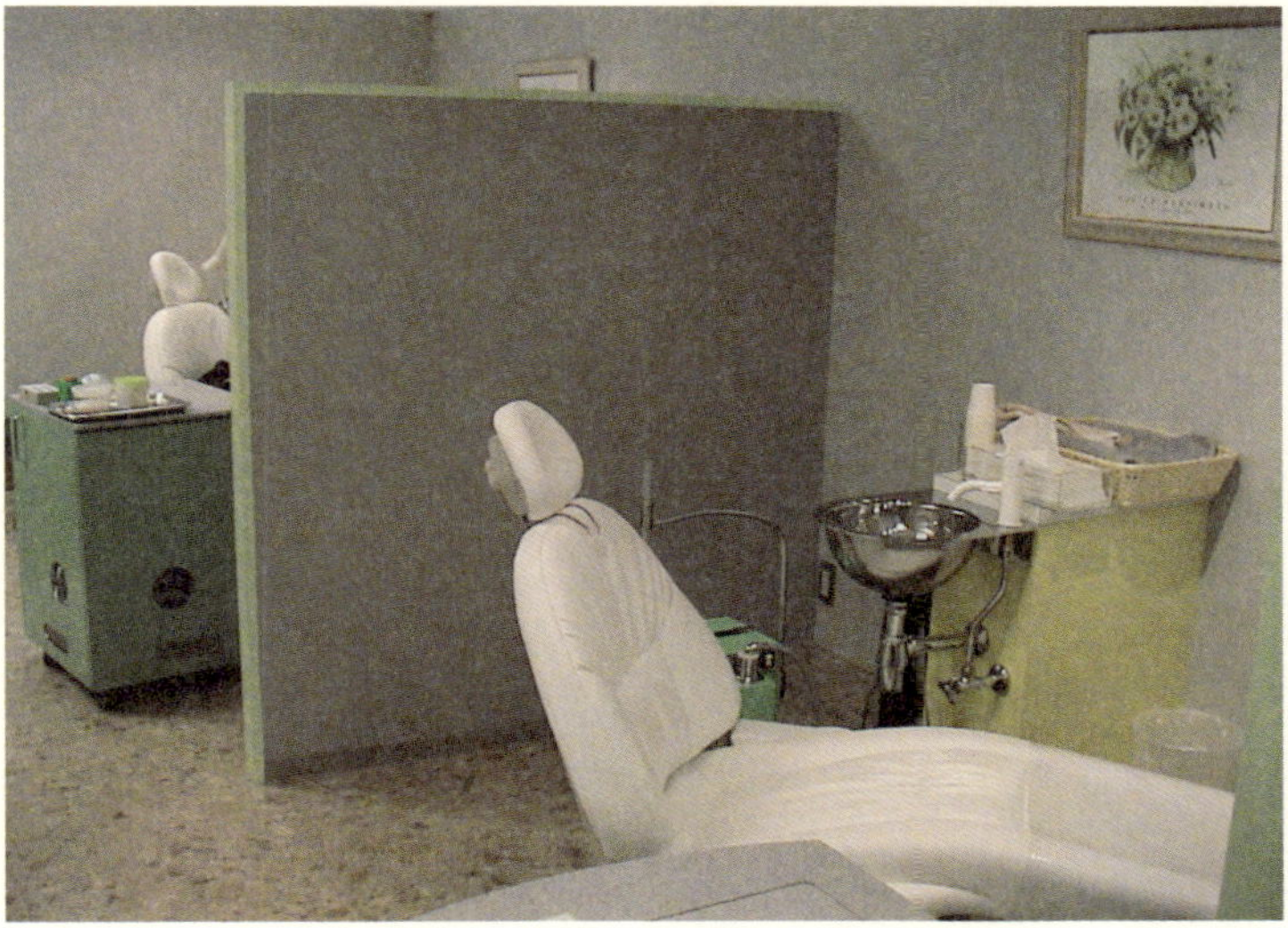

「ティースアート」内部

のホワイトニング」が流行してきました。『ティースアート』ではこのシステムをいち早く導入し、以来二〇〇二年現在二万人以上のお客様にご利用いただいています。日本ではまだまだ歯に対する意識は欧米に劣ってはいますが、歯を削らずに歯を白くできるようになったこと、その値段が安くなったこと、歯科医院を感じさせないサロンでリラックスしながら施術が受けられるようになったことなど、欧米に負けないくらい歯が白い人が急増しているのです。

それではここで『ティースアート』の歯を白くするコースの一部をご紹介しましょう。

歯のホワイトニング：歯のホワイトニ

ングは「ホワイトニングの方法、大公開！」の項で詳しく説明していますのでそちらを参照してください。ティースアートではウォーキングブリーチ以外すべて取り扱っています。

ティースクリーニング：歯の表面の色素を落として本来の歯の色に戻すことができます。四～五種類の異なった粗さの研磨剤を使って丁寧に一本ずつ磨いていきます。最後は艶出しを行ないますのでクリーニングした後は汚れがつきにくくなります。喫煙や着色性飲料の摂る頻度にもよりますが三～六ヶ月に一回のご利用をお勧めします。六本一回三〇〇〇円

ティースマニキュア：歯の表面に白いマニキュアを塗ってトップコートで仕上げます。ホワイトニングではカバーできないような歯でもすぐに白くすることができますが数日で剝がれてしまうため結婚式などの応急的なときに利用していただいています。（市販されている歯のマニキュアとは異なります）六本六〇〇〇円

パーマネントマニキュア：ティースマニキュアは数日で剝がれてしまいますがパーマネントマニキュアは塗って固めてしまうため二～五年くらいの使用が可能です。白さも数段階あり好みの色を選ぶことができます。一本八〇〇〇円～（色と材質により料金が異なります）

ティースポリッシング：歯の表面（エナメル質）にできた〝しみ〟はクリーニングやホワイトニングでは落とすことができません。ティースポリッシングはこの小さなしみを磨いて取り除きます。一本一〇〇〇円

ティーストリートメント：歯の細かい傷や傷んでいる箇所をフッ化アパタイトで修復し、歯がしみるのを防ぎます。知覚過敏症の方やホワイトニング前後にお勧めします。六本三〇〇〇円

ブラッシングサービス：自分で歯ブラシをしても磨き残しは出るもの。プロがあなたに代わって隅々まで歯を磨きます。歯を磨いているのに虫歯になってしまうという人にお勧めします。一回一五〇〇円

ティースシエル：樹脂で作った〝付け爪〟のようなもの。あまり長期の使用はできませんが、一時的に虫歯や黒くなった歯を隠したり引っ込んだ歯を改善したりできます。一本六〇〇〇円

ガムピーリング：歯茎が黒くなるのはメラニン色素が原因です。肌と同じように歯茎もピーリングによってメラニンを取り除くことができます。通常一回で完了。白い歯にはピンクの歯茎がよく似合います。上下各一万円

ブライダルコース：結婚式を控えた方の特別コースです。白無垢や真っ白なウェディングドレスを着てファンデーションも白くすると歯の黄色が目立ってしまいます。是非この機会にお肌と一緒に歯も白くして一生の記念の瞬間を一番美しい状態で迎えましょう。各店それぞれのコースがありますが、クリーニングとホワイトニングを組み合わせたコースが中心となっています。

11

世界に先駆けた「歯のジュエリー」

「ティースアート」という言葉は現在ホワイトニングサロンの名称になっていますがもともとは歯につけるジュエリーのことを指していました。歯につけるティースアートは一九九三年に発表し、すぐに雑誌にも紹介されました。当時日本でもネイルアートが流行しだした時期でしたが、まだ日本人の歯に対する意識は低く、「歯を飾る」ということは考えもしなかったようです。

しかしアメリカでは当時すでに歯に対する意識が高く、定期的な歯のクリーニングは行なわれていましたし、歯のホワイトニングも広がり始めていました。さらに一般的とはいえませんでしたが、何人かのロックシンガーが歯に装飾をして話題になっていました。

私は「日本でもこれくらい歯に関心を持ってくれないかなあ」と常々思っていたのですが、そんな中、ニューヨークのソーホーで前歯に金の飾りをつけるファッションが流行しているという記事が雑誌に出ており、アメリカでは遂にここまできたか、と感心しました。ニューヨークのソーホーは芸術家やデザイナー、ファッション関係の高感度な人たちが集まる街として有名であり、流行の発信地となっていたのです。

しかし日本では昔から虫歯になると前歯に金をかぶせる習慣があり、今でこそ白いものでかぶせるようになりましたが、ご高齢の方の中にはまだこの金を前歯に使用している人がいて「お洒落」には見えず、日本での導入はできませんでした。コックシンガーが施していた歯の装飾はそのほとんどが天然石を埋め込んでしまうもので、歯を削らなければならないためこれも日本人には向きませんでした。

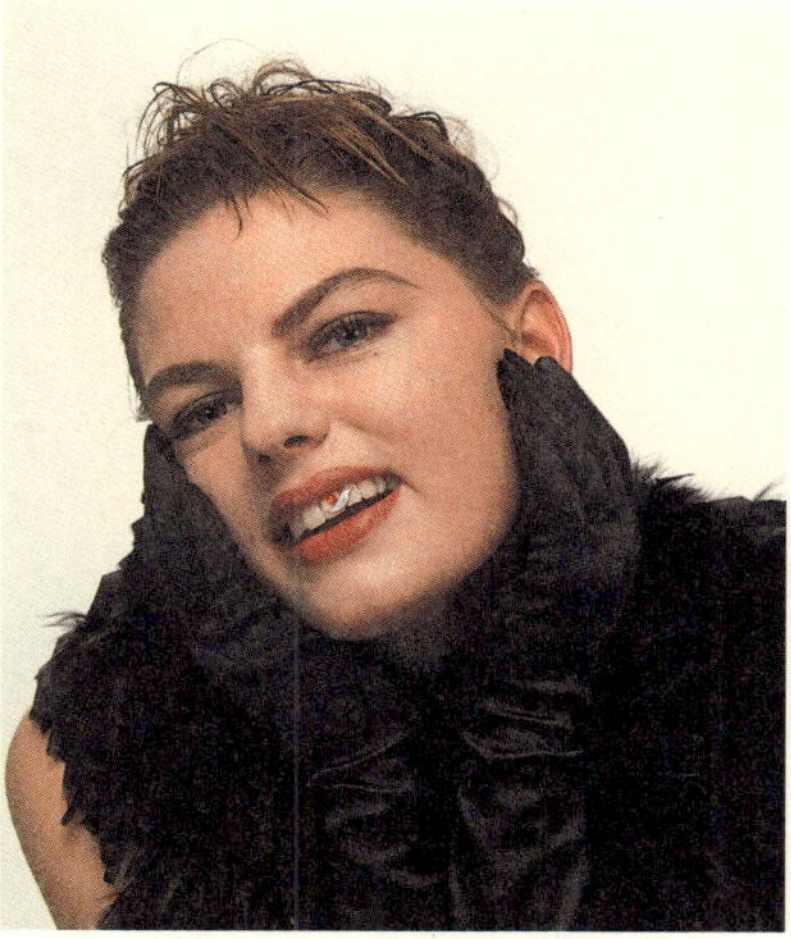

世界初の歯につけるアクセサリー
「ティースアート」

そこで日本でも流行っていたネイルアートを勉強し、これを参考にして歯を削らず歯にラインストーンをつけたり歯に絵を書いたりする方法を考えました。これをティースアートと名づけ発表したのです。その後一九九五年にティースアートのサロンを銀座にオープンし、雑誌やテレビで取り上げられるようになったのですが、人気のコースはティースアートではなく、歯のクリーニングやその頃まだほとんど認知されていなかった歯のホワイトニングなど歯を白くするコースでした。しかし私の日本人の意識を少しでも歯に向けてもらおうという目的は十分に達成されました。歯を傷つけずにラインストーンをつける日本製ティースアートの話題は海外にも発信され、今では大手の歯科材料メーカーを含めて多くの海外メーカーがこの「歯のジュエリー」を発売し、世界的にもポピュラーな商品に成長しました。

12

歯のホワイトニングは安全か？

歯が溶ける!?
ホワイトニングのウソ・ホント

ホワイトニングはほんとうに安全なのでしょうか？　歯が弱くなったり、虫歯になりやすくなったりしないのでしょうか？　よくこんな質問を受けます。そんなときにはこう答えています。

「大丈夫、安全ですよ。もし歯が溶けたり弱くなったりするのであれば、日本より十年以上前から流行っているアメリカではみんな入れ歯になっていますよ」と。

現在アメリカでは九〇パーセント以上の人がドラッグストアで購入できる製品も含めて、何らかのホワイトニングをした経験があると言われており、アメリカの歯科医院の九八パーセントがホワイトニングを行なっているそうです。入れ歯の人や小さな子供なども含めると、この国民の九〇パーセントが歯を白くしているというのは、驚異的な数字だと思いませんか。実はアメリカ人のお口の衛生状態はここ十数年の間に飛躍的に向上しているのです。これには歯のホワイトニングが大きな影響を与えていると同時に、ホワイトニングが歯を溶かすことがないという証明です。

アメリカのある矯正歯科医の話です。歯列矯正が終わった患者さんに歯が動かないようにマウスピースを装着してもらっていたところ歯肉炎が起こってしまいました。そこで治療のためにペルオキサイドのジェルをマウスピースに入れて寝るように指示をしました。数日後、チェックのために来院した患者さんの歯を見るとなんと歯が白くなっていることに気がついたそうです。

これがホームホワイトニングの発見につながったのですが、もともとペルオキサイドはホワイトニング用ではなく古くは歯肉炎や歯周病の治療に使われていたものなのです。ですからホワイトニングによって歯周病が予防されるのは当然なのです。

それに日本でもそうなのですが、歯のホワイトニングをしている人はしていない人に比べて口の中がきれいなのです。ホワイトニングをした人は歯の白さを保つために、また少しの汚れも気になってしまうようで歯のお手入れをよくするようになります。その結果、虫歯や歯周病など歯の病気がどんどん減ってきます。

ホワイトニング剤自体には歯を弱くしたり溶かしたりする作用はありません。ただし、ホワイトニング直後は歯を保護しているたんぱく質の膜が取れてしまい、弱い酸でも歯の表面が荒れてしまうことがあるため、『ティースアート』ではホワイトニング終了後にフッ化アパタイト（FA）によるコーティングを行なって歯質を強化するようにしています。また、ホワイトニング後の食べ物や飲み物などによっては、歯の表面を荒れさせてしまうこともありますので注意事項をよく守ってください。

歯のホワイトニングが初めて研究されだしたころは塩酸などかなり強力な薬品を使用しており歯に対するダメージは相当なものでした。この酸を使ったホワイトニングでは確かに歯を溶かす可能性があり、決して安全とはいえません。この酸を使用することによりでこぼこになり、歯がスリガラス状になって白く見えるのです。

その後、一九八〇年に過酸化水素＝オキシドール（世界中で口の中の消毒薬として使われている）を使用した歯のホワイトニングが発表されて以来、現在では過酸化物を使用したホワイトニングが主流となってきました。オキシドールも原液は酸性で、そのまま使用するとエナメル質中のカルシウムが溶け出して歯の表面が荒れてしまう恐れがありますが、今はホワイトニングに使用する際に弱酸性に調整してから使用していますので、歯を溶かしたり傷をつけたりすることなく安全なホワイトニングができるようになっています（過酸化物は酸性ではありますが酸ではありません）。

12

百年以上の歴史があるホワイトニング

最近アメリカ、ヨーロッパをはじめ世界で流行してきた歯のホワイトニングですが、意外なことに歯を白くしようと研究されだしたのはなんと百年以上前の一八七〇年代なのです。この頃は現在のペルオキサイドではなくシュウ酸や塩酸などの酸によって歯を白くしようとしていました。

しかし、この酸は歯を溶かしてしまうことやその取り扱いが難しいため、あまり発展しなかったのですが、一八八四年にはすでに今使われているのと同じペルオキサイド（過酸化水素）が使われだします。この頃のホワイトニングはホームホワイトニングがほとんどでしたが、そのうち歯科医院の中で行なうホワイトニングが出てきました。

一九五〇年代にはホワイトニング剤に写真撮影用のライトを当てるなどして反応を早めていたのですが、その施術は数時間にも及ぶこともあり費用も数十万と高額で、あまり実用的ではなかったようです。これを改良し、一九九二年に今のティース・ホワイトニングの元になる製品が発売されました。

その後一九九五年にはフッ化アパタイト（ＦＡＰ）を使ったホワイトニング、一九九六年にはレーザーを使用したホワイトニング、一九九八年にはプラズマを使用するなど改良に改良を重ね、一九九九年には現在のように短時間で効果的に白くすることができるようになったのです。二〇〇〇年にはホワイトニング販売会社が三十社を超えており、欧米をはじめとして世界的にもポピュラーになりつつあるのです。

日本ではどうでしょうか。日本では一九九七年に初めてペルオキサイドが正式に歯科材料として厚生労働省（当時の厚生省）の認可を受けています。これにより、プロが使用するのであればその安全性は保障つきといえます。

世界の歯科大学で実証されている安全性

歯のホワイトニングには通常、オキシドールが使われます。前項でもお話ししましたようにこのオキシドールは古くから歯肉炎の治療薬として使われていたもので、その治療の途中で歯が白くなっていることを偶然発見し、それを改良してきたものなのです。歯のホワイトニング剤の安全性については各メーカーがそれぞれ研究機関に依頼し、その安全性を実証しています。一例としてブライトスマイルシステムの安全性を記した'Safety Studies'について概略を述べます。

ブライトスマイル社は一九九八年、アメリカ歯科医師会（ＡＤＡ）の〝ホワイトニング製品に関するガイドライン〟に沿ってニュージャージー医科歯科大学およびフォーサイス・インスティテュートという研究機関にその安全性のテストを依頼した結果、「電子顕微鏡レベルでホワイトニングによって歯のエナメル質を変化させたりいかなる歯の詰め物も軟化させたりすることはなかった」「ホワイトニング後の口の中の硬組織および軟組織の変化は正常値の範囲内であった」と報告しています。その後、ニューヨーク大学で再調査を行ないましたが、そこでも「ホワイトニングはエナメル質に無害である」と報告しています。

ホワイトニングの中で古くからあるホームホワイトニングは、寝ている間に行なうためホワイトニングジェルを飲み込んでしまう可能性もありますが、このことについてもマウスを使った実験では無害であることが実証されています。

日本では昭和大学の保存科をはじめ九州大学、愛知学院大学、新潟大学、明海大学など多くの大学の歯科研究室で臨床試験が行なわれており、その安全性は確立されています。

また、ペルオキサイドを使用したホワイトニング剤はアメリカでは一九八九年にＦＤＡ（アメリカ食品医薬品局）の、日本では一九九七年に厚生省の認可を受けており、国のお墨付きをもらっています。ただし、この研究データに基づく安全性は歯科医師が取り扱うプロ用に限られます。

アメリカのドラッグストアで売られているものの中には化粧品扱いとなっているものがあり、一般の人でも購入できるものもありますが、その効果や安全性に疑問がある商品もあります。数年前に市販のホワイトニング剤で歯が溶けてしまい訴訟問題に発展したことがアメリカでありました。やはりアメリカで市販されている薬剤であってもその使用に際してはプロのチェックとアドバイスが必要でしょう。

12

現在日本ではアメリカのドラッグストアで購入できる商品も含めてホワイトニング剤を無免許で取り扱うことはできませんがプロが行なう以上、その安全性は確立されています。

今やプロが行なう歯のホワイトニングは安全かどうかの議論を超えて、虫歯や歯周病の予防をかねた最先端の技術として発展してきているのです。

13

息のホワイトニング──口臭予防

アメリカ口臭事情

アメリカでは「歯が汚い人」と同じくらい「口がくさい人」も嫌われます。しかし現実にはなんと六五パーセントの人に何らかの口臭があるといわれています。それ故、キスや抱擁の習慣がある国だからこそかもしれませんが、口臭に気を使っている人は日本人の比ではありません。ドラッグストアに行けば口臭予防グッズが所狭しと並んでいますし、歯のホワイトニング製品専門の会社が数年前から口臭予防製品のシリーズをラインナップしたりしています。アメリカでは口臭治療は「見えない審美」と呼ばれ、審美歯科の範疇であり、歯のホワイトニングと一緒に行なう人が多いと聞きます。というのも口臭治療にも歯のホワイトニングに使われているのと同じペルオキサイドを使用することがあるのです。ホワイトニングは安全か？の項でも書きましたが、もともとペルオキサイドは歯肉炎の治療薬として使っていたところ副作用で歯が白くなっているのを偶然発見したというものです。歯肉炎の治療はペルオキサイドの消毒力により歯垢中の細菌を減らし、歯肉の炎症を抑える働きを利用したものですが、細菌を減らすことにより口臭も防ぐことができます。ですから歯のホワイトニングをしている人は口臭も少なくなってきます。アメリカでは歯科医院向けではありますが、ホームホワイトニング剤の濃度を低くしたマウスピースタイプの口臭予防キットも発売されました。ペルオキサイドはこんなことからも歯のホワイトニングと切っても切れない関係にあります。

13

口臭の原因とその対処法

口臭の原因にはいくつかあり、その原因によって対処法は分かれますが口臭の約九割は口の中に原因があるといわれています。口の中を気をつけさえすれば口臭はほぼ防げるということでしょう。

・起床時口臭：夜寝ているときには唾液の分泌量が減って細菌が繁殖し、ガスが発生しているので起きたときには口臭が強くなります。寝る前にはよく歯を磨き汚れを落としておくと口臭が最小限に防げます。

・ストレス時口臭：ストレスを感じると唾液の分泌量が極端に減ります。緊張すると口の中が渇きますよね。口が渇くとにおいが出てきます。飲み物でのどを潤せば口臭も軽減できます。

・食品による口臭：にんにくやお酒などにおいの強いものを食べたり飲んだりしたあと口臭が出ます。胃に入って消化されてしまうとにおいの成分（アリシンやアセトアルデヒドなど）が吸収されて血中に入りこれが肺まで運ばれて呼気中にもにおいが出てきてしまいます。消臭作用のあるお茶を飲んだりマウスリンスやスプレーなどを使用したりして、匂いを抑えるしかありません。時間がたてば匂いも消えるのでそれまでは相手に不快感を与えないように気をつけましょう。

・空腹時口臭：意外かもしれませんがにおいの強い食品を食べたとき以外は食後すぐのほうが口臭が少ないことがわかっています。これは食事のときに唾液量が増えるためですが、逆に空腹時には唾液が少なくなり口臭が発生します。空腹時口臭を予防するにはあめをなめたりガムをかんだりして唾液を増やすと防げます。

・ホルモンによる口臭：女性の場合、生理中や妊娠中に口臭が出ることがあります。これはホルモンによるところが大きいのですが、妊娠中には体温が上がり口の中で細菌が繁殖しやすくなることも原因のひとつです。また、妊娠中はつわりもあり歯磨きを怠りがちです。口臭を予防するにはしっかりと歯磨きをすることでしょう。

13

・口の汚れによる口臭：歯や入れ歯などについた汚れと細菌の塊を歯垢といいますが、この歯垢も口臭の原因となります。磨き残しがないように丁寧に歯磨きをしましょう。

・虫歯による口臭：歯垢がついたままにしておくと虫歯の原因になりますが虫歯になって穴があいてしまうとその中は醗酵しさらに強いにおいを発生します。虫歯になってしまったら早めに歯科医院で治療してもらいましょう。

・歯周病による口臭：歯についた歯垢は放っておくと固まって歯石になり歯周病の原因になります。歯周病になると歯茎から膿などが出てかなり強い腐敗臭がします。こうなったら徹底的に歯石を取り歯茎の治療をしなければなりません。

・舌苔による口臭：舌苔とは舌の上についた歯垢のこと。ほとんどは細菌です。舌の上は絨毯のようになっており、この絨毛の中に汚れが入り込んで醗酵します。口臭の原因のなんと約八割はこの舌苔によるものであるといわれています。舌用ブラシやスクレーパーとよばれる専用の道具で舌を掃除しましょう。口臭予防だけでなく食事もおいしくなりますよ。

・胃からくる口臭：胃炎や潰瘍があると口臭が発生します。この場合は内科で治療してもらいましょう。

口臭予防グッズでブレスケア

ここで口臭予防商品を一挙にご紹介します。自分にあった商品を選んで口臭を予防しましょう。消臭成分としてアメリカでは亜鉛、塩素、過酸化物を配合した製品がありますが日本ではまだ発売されていません。消臭効果は亜鉛が最も優れているといわれています。

・歯磨き：口臭予防用の歯磨きは各社から発売されています。アメリカでは亜鉛や塩素、過酸化物などが入った歯磨剤が発売されていますが、日本ではクロロフィルやフラボノイド、メントール、ミント、カテキンなどを配合して消臭効果を高めています。

・マウスリンス：口臭予防製品では最もポピュラーです。メントールなどを配合して口臭を予防します。アルコールを含んだ商品もありますがアルコールは一時的に口臭を消しますが口の中の水分も奪ってしまうため時間がたつとうがい前よりもにおいが強くなってしまうことがありあまりお勧めできません。アメリカではノンアルコールの物が多くなってきています。

13

・マウススプレー：強い消臭剤を口に吹き付けるタイプです。マウスリンスと同様、アルコールフリーのものをお勧めします。
・ジェルカプセル：カプセルを飲み込むことでおなかの中から匂いを消すもので、口の中が原因の口臭より胃からの口臭や食べ物による口臭に効果があります。飲み込むために食品扱いとなっており、主にハーブを主成分にしています。
・ガム：ガムはもともと唾液を増やす働きがありそれだけでも口臭予防に効果があります。消臭成分としてはクロロフィルやフラボノイド、ミントなどを配合しています。アメリカには亜鉛入りのガムもあります。
・キャンディー：ガムと同様、キャンディー自体に唾液を増やす働きがあります。配合成分もガムとほぼ同じです。
・舌用ブラシ：舌苔を取り除くための歯ブラシ。絨毛の中を掻きだせるように毛が短く、舌を傷つけないように毛がやわらかくできています。普通の歯ブラシではうまく汚れが取れませんので専用のブラシを使ったほうがよいでしょう。ティースアートのオリジナル歯ブラシ〝オーラル〟は舌磨き専用の歯ブラシとして開発した国産で初めての舌用ブラシです。
・タンスクレーパー：アメリカではポピュラーな舌の清掃道具。馬蹄形をしたプラスチック製の道具でこのアーチの部分を舌に押し付けながら奥から手前に引いていきます。これにより舌の上にある舌苔を効率よく取り除くことができます。ただし、頻繁に使うと舌を傷つけてしまうことがありますので一週間に一回程度でよいでしょう。

・タンジェル：舌用の歯磨き剤です。界面活性剤で汚れを浮き出させ、舌用ブラシやタンスクレーパーで取り除きます。舌用ブラシにつけて磨いてもＯＫです。

・デンタルフロス：通常のフロスでも歯と歯の汚れを取り除くため口臭予防になりますがアメリカの商品には亜鉛や過酸化物がフロスにしみこませてあるものもあり消臭効果がアップしています。

・口臭予防ハーブティー：ハーブには消臭効果があり、歯磨きやジェルカプセルにも含まれています。またお茶自体にも口臭予防効果が認められています。ティースアートではこの点に着目し、日本で初めて口臭予防用のハーブティーを発売しました。口臭のタイプを十二に分け原因別に

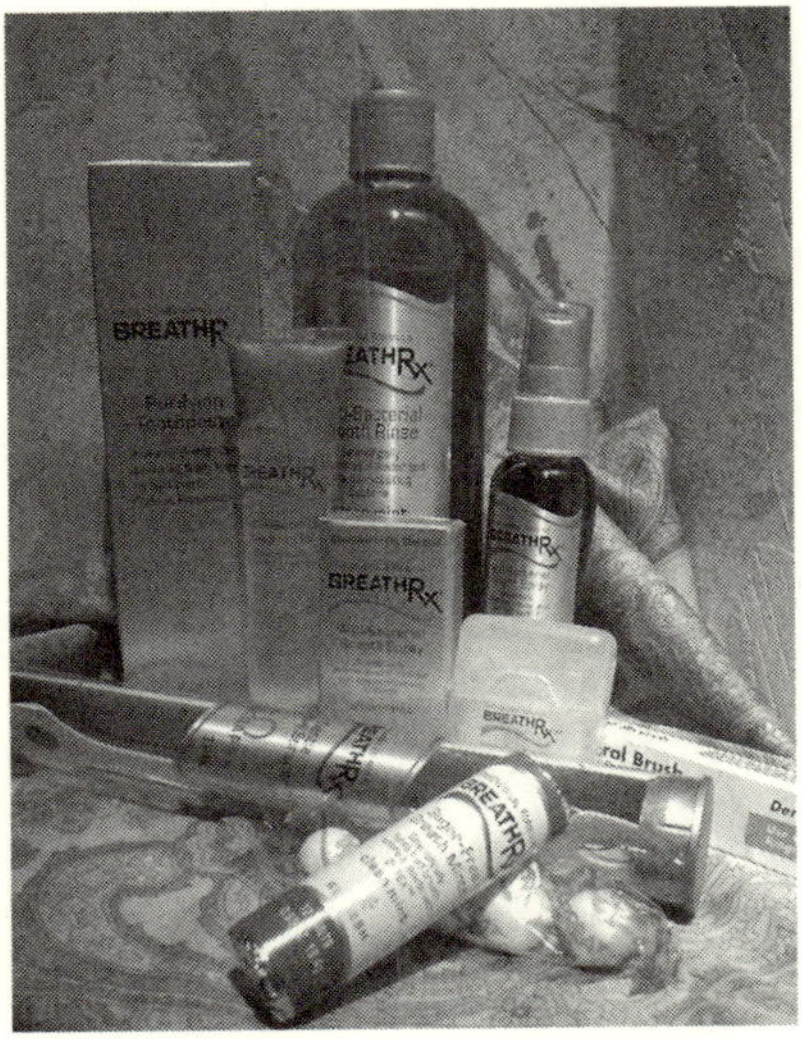

アメリカ製口臭予防グッズ〝ブレスＲＸ〟

ハーブティーを用意しています。

＊アメリカでは亜鉛を主成分とした口臭予防製品が「ブレスＲＸ」という名前でホワイトニングのメーカーより発売されており多くの審美歯科医院で販売されています。日本でも一部の審美歯科で取り扱っていますので興味のある方は是非試してみてください。

プロによる口臭予防

口臭予防は基本的に自分で行なうものですが特に口臭が気になるときやイベントの前など定期的にプロによるケアを行なうとよいでしょう。それではプロによるブレスケアの方法をお教えします。

1．まず口臭測定器により口臭の値をｐｐｂによって数値化します。これは呼気中のイオウ化合物の濃度を測るもので、数値が高くなればなるほど口臭があることになります。40ｐｐｂ以下ならほとんど口臭はありません。70ｐｐｂ以上で口臭を感じるようになり１００ｐｐｂ以上は要注意です。ただし、この数値は一日のうちでも変化しますし消臭商品の中には逆にこの値を引き上げてしまうものもあります。
2．クリーナーを使ってプロが口の中の汚れを隅々まで取り除きます。
3．スクレーパーで舌の汚れを取ります。
4．口臭予防用のマウスリンスで仕上げます。
これはブレスコントロールという方法で、口臭治療ではなくそのときの口臭をエチケットとしてケアするものです。口臭がひどく口臭治療を希望する場合には、大学病院などにある専門の口臭外来を利用するとよいでしょう。

14

歯を白くするグッズ大公開

歯ブラシの選び方

歯を白くするための歯ブラシの選び方をお教えしましょう。ここでいう「歯を白くする」は歯の表面についている色素を取り除いて、元の歯の色に戻すいわゆる「クリーニング効果」のことを指します。前項でもお話ししましたように毛が硬く短めのほうが色素を取り除く効果は高くなります。また歯ブラシのヘッドがあまり大きいと細かいところがうまく磨けず色素が残ってしまいますので、ヘッドはやはり小さいほうがいいでしょう。最近では人目を引くような奇抜な形やカラフルな色の歯ブラシが出ていますが、あまり突飛なものは避けたほうがいいと思います。歯医者さんや衛生士さんのほとんどはオーソドックスな「小さなヘッド」「三列植毛」「ストレートハンドル」を薦めるはずです。やはり使いやすいことが一番です。ティースアートで開発したオリジナル歯ブラシ「ティースアート・ホワイトニング」は、この色素が効果的に取れるように設計されています。

また、前項でもお話しました音波歯ブラシも色素を取るのには大変役に立ちます。

14

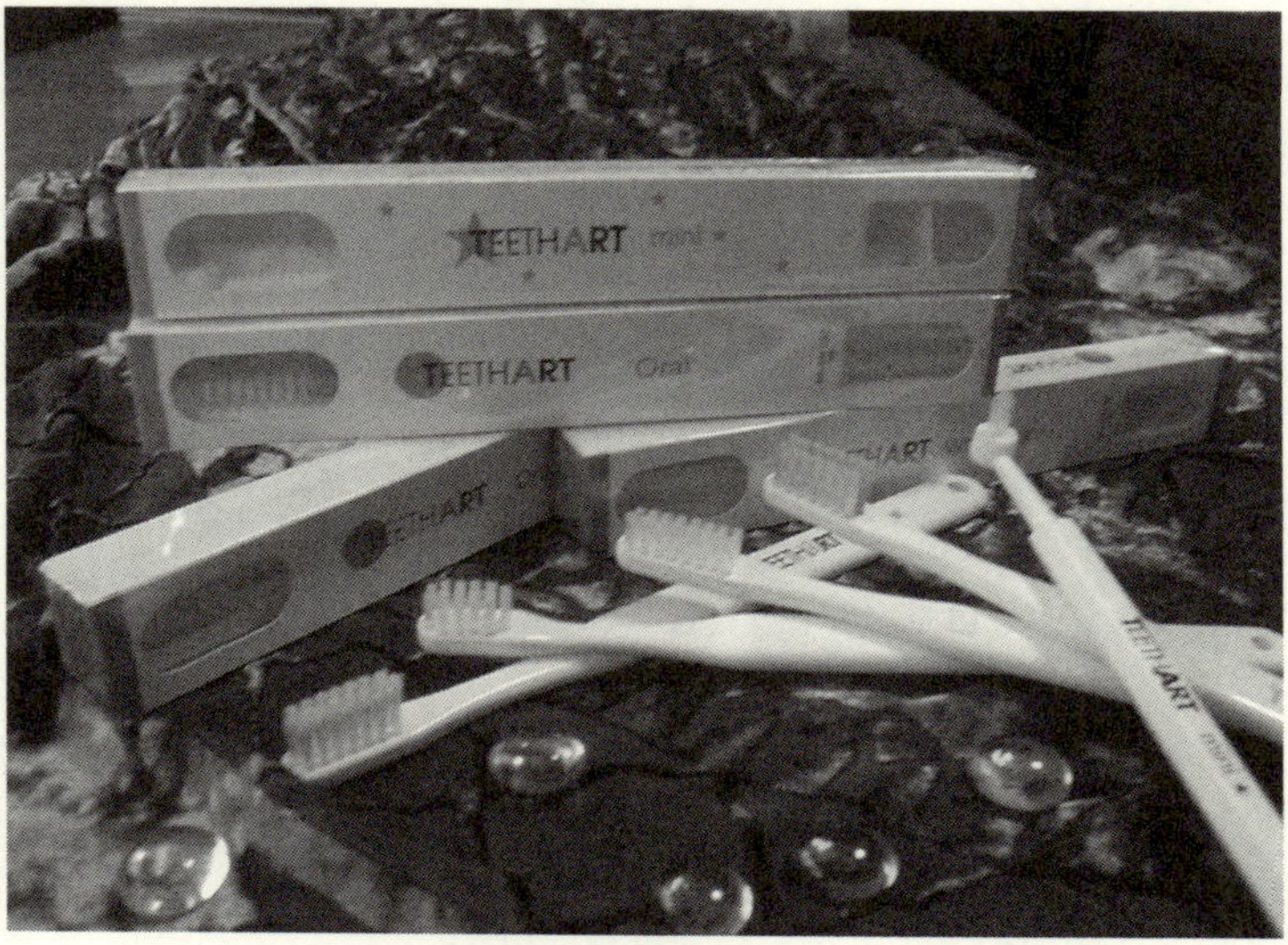

「ティースアート」オリジナル歯ブラシ

市販の歯磨きはこう使おう

日本国内のドラッグストアなどで発売されている歯磨きには、ホワイトニング剤が配合されているものはありません。最近では酵素やキレート剤を使って汚れを浮かせる商品も出てきていますが、研磨剤によって表面の色素を取っていくものがほとんどです。

この研磨剤は粒子の大きさの違いによって色素の除去能力に違いがあります。研磨剤は紙やすりのようなものです。粒子の大きさが大きいものほど頑固な色素も取れますが、それだけ歯に対するダメージも大きくなります。一般的にはヤニ取り用は研磨剤の粒子が粗く、知覚過敏用は研磨剤の粒子が細かいかまったく入っていないものもあります。ヤニ取り用のような研磨剤の粗い歯磨きを毎日使っていると、粗い紙やすりで削っているのと同じで歯に傷がついてしまいます。（強力な〈研磨剤の粗い〉歯磨きを使うと歯が白くなるという錯覚を起こしますが、白くなったと感じるのは表面の色素がきれいに取れる最初の一回だけです。）これを使い続ければ色素はつきませんが、少しでもやめてしまうとこの傷の中に色素が入り込んでしまい、さ

14

らに粗い研磨剤を使わないと取れないという悪循環になってきます。

それではどうしたらいいのでしょうか。紙やすりを思い出してください。きれいにつるつるに仕上げるには徐々に細かくしていきませんか？　これが歯にも当てはまるのです。研磨剤の粗い歯磨きを使ったら、その後に中くらいの研磨剤入りの歯磨きを使い、最後に研磨剤の少ない物を使用するといいのです。

具体的にはまず、1．ヤニ取り用の歯磨きを使って表面の色素を取ります。その後、2．いわゆる「歯を白くする」と表示された歯磨きを使って磨きます。これにより1でできた傷を細かくします。1と2はできれば同日に行なうほうがいいのですが、1で磨いた次の日に2を行なってもよいでしょう。

次になるべく早い時期に3．知覚過敏用の歯磨きを使用します。これによって歯の表面をつるつるに仕上げます。

3のあとできれば、4．液体歯磨きを使用することをお勧めします。液体歯磨きには研磨剤が配合されていませんので、歯を傷つけることがありません。

この3か4を毎日の歯磨きに使用していただきたいのです。ただし、4には研磨剤がまったく含まれていませんので、4だけを毎日使用していると表面に色素がついてきます。ただこの色素は傷の中に入り込んでしまった取れにくい色素ではなく、つるつるの表面についた色素ですので、2番の歯磨きを一～二回使用することによってすぐに取り除くことができます。この方法を行なっていれば1の歯磨きはほとんど使わなくてもよいはずですが、色素がついているのではないかと心配な人は月一回くらいの頻度で使用してください。ただし、1番を使ったらまた2～4まで順に使って仕上げを行なってください。

使用する歯ブラシですが1、2番は毛が硬く、毛の長さが短いもの3、4番はオーソドックスな歯ブラシでいいでしょう。ブラシはできれば1～4まで専用のものを作って使用してください。なぜなら研磨剤がブラシの先も削ってしまうので、1番に使用した歯ブラシを毎日使用すると、それだけでも歯や歯肉に傷をつけてしまうことがあるのです。

以上がプロのクリーニング法を取り入れた究極の歯磨き法です。これを実践することにより、歯に対するダメージを最小限にして歯を白く保つことができます。

14

最新ハイテク歯磨きの効果は?

ここ最近新しいコンセプトの歯磨きが各社より相次いで発売されています。これらは「歯の表面のステイン(色素)をタンパク質の膜ごと除去しよう」というもの。基本的にはキレート剤(ピロリン酸など)や色素分解剤(ポリエチレングリコール)などを使用しています。現在歯磨き市場は六五〇億円といわれていますが、いわゆる「美白歯磨き」の全歯磨きに対するシェアは一四パーセント以上にまで達しているそうです。その中でも二〇〇一年にサンスター(株)から発売されたOra²ステインクリアはPOEというステインコントロール成分で歯についた色素を効果的に落とすことができることで話題となり、二〇〇二年度には美白歯磨きの約三分の一を占めるまでになりました。その新しい作用とは粒子の大きさの違う清掃剤で表面の色素を取り除いた後、細かい所に入り込んで清掃剤では取りきれなかった色素をステインコントロール成分で溶かし出して除去するため、今までの歯磨きでは取り残していた色素も取りやすくなっています。またこの成分は再着色を防ぐ働きもあり、クリーニングやホワイトニング後のメンテナンスによいでしょう。

さらに二〇〇二年にアメリカ審美歯科学会の会長であるスマイゲル博士によって開発された〝スーパースマイル〟という歯磨きが日本でも発売されました。この歯磨きには「カルプロックス」というカルシウムの複合材が配合されており、歯の着色を効果的に落とすことがニューヨーク大学の研究でも確認されています。アメリカでは発売以来数々の有名ファッション雑誌にも取り上げられ、毎年四〇万本が売れています。日本でも発売わずか一年間で二万本以上が販売されました。芸能人にもこの歯磨きの愛用者が多く、日本では歌手の郷ひろみさんも使っているそうです。この成分はブライトスマイル歯磨きにも配合されており、先述のオーラツーとともに歯を白く保つための歯磨きとしてお勧めします。

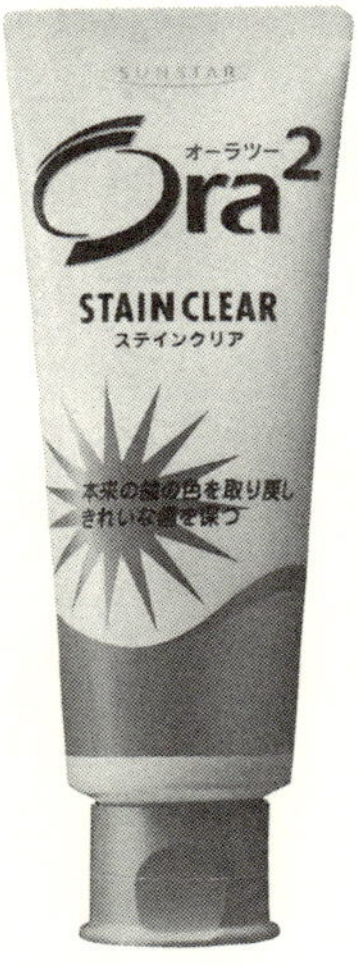

サンスター
〝オーラツー、ステインクリア〟

14

危険な「美白グッズ」①
――海外のホワイトニング・グッズ

現在、国内で販売されている美白グッズには、ペルオキサイドを含むホワイトニング剤は市販されていません。しかし、海外やインターネットではこのペルオキサイド入りの薬剤を購入することができます。この海外の美白グッズの中にはとても危険なものがあります。pH調整剤や前処理剤として歯を溶かす酸を含む成分が含まれている製品があり、実際にアメリカではこれを使った人が歯を損傷、販売していた会社を相手取って訴訟を起こした事件まで起きています。

また、酸を含んでいない商品でもホワイトニング剤はもともと消毒薬に使われていた薬品であり、傷に消毒薬を塗るとしみるように歯に小さい傷や細かいひびがあるとしみることがあります。健康な歯であれば少しくらいしみてもすぐに治るので問題ありませんが、虫歯や歯周病がある歯にこの薬がつくと激痛が走りひどい場合には歯の神経を取らなければならないことにもなりかねません。

このホワイトニング剤がドラッグストアなどでの市販が許されている国は、アメリカをはじめとする虫歯や歯周病が少ない国に限られるのです。虫歯の発生率が日本ではアメリカの約二倍。この状態のまま日本国内でホワイトニング剤を市販すれば大変なことになることは火を見るより明らかです。まだまだ虫歯が多い日本の国民が歯を手軽に白くできるとなったらきっとみんな飛びつくでしょう。その虫歯治療前の歯にホワイトニング剤をつけてしまったら歯の神経がダメになってしまうことがあるのです。

今、厚生労働省の規制でこのホワイトニング剤が歯科医師しか扱えない理由はそこにあります。ホワイトニング剤は歯科医師の審査を受けて初めて安全に使用することができます。海外で買ってきたりインターネットで購入したりすることは大変危険なのです。

14

危険な美白グッズ②
―人気の電動クリーナー―

最近「自宅で手軽にできる歯のエステ」という触れ込みで電動のクリーナーが売れ行きを伸ばしています。数社から発売されているこの商品は歯を磨く部分がカップ状のゴムとなっているものが多く、これ自体は歯を傷つけることはありません。

しかし商品の中には研磨剤が付属されているものがあるのですが、この使い方に注意が必要です。この研磨剤は歯磨きに含まれている研磨剤と同じ働きをするのですが、効果を高めるためにヤニ取り用のかなり粗いものが多量に使用されているものが多く見受けられます。前の章でも書きましたが、研磨剤は歯の表面を削って、「紙やすり」と同じ効果で機械的に汚れを落とします。手の操作だけでも間歇的に使用することをお勧めしましたが、これを電動で毎日使うことは大変危険です。

研磨剤の粒子の大きさは通常1ミクロン～10ミクロン（1ミクロンは1／1000ミリ）です。電動で磨くと同じ部分を高速で何回も研磨しますので、手動で磨くよりも早く歯が削れてしまいます。歯の表面を覆っているエナメル質は前歯の厚い部分でも約2ミリ（2000ミクロン）程度、薄いところだと0.5ミリ（500ミクロン）しかありません。電動クリーナーを毎日同じ箇所に使って仮に一日わずか1ミクロン削れたとしても、計算上二千日（約五年半）でエナメル質が完全になくなってしまうのです。研磨剤が粗ければ粗いほど量が多ければ多いほどエナメル質がなくなるまでの期間は短くなります。

ここでお分かりのように「毎日」使うことに問題があります。初めて使った人は歯が白くなったような気がします。これは歯ブラシだけでは落としきれなかった色素を削って落としたためで二回目以降は初回ほど白くなったとは感じられなくなります。それどころか電動クリーナーの使用を中断するとそれまでに使用した研磨剤の「キズ」の中に色素が入り込むために逆に汚れがつきやすくなります。このキズに入り込んだ汚れは歯ブラシだけでは取りにくいため再び電動クリーナーを使用する必要が出てきます。

しかし、電動クリーナーを使用すれば元通りきれいになりますので止められなくなるのですが、これによりさらにキズを深くするという麻薬のような悪循環に陥ってしまうのです。使用を月一回程度にできれば問題はないのですが、今までの電動クリーナーの使い方をしていると月一回ではきれいになりません。

この付属されている研磨剤を輸入している会社の担当者に確認したところ、研磨剤は普通の

14

歯磨き剤に配合されているものよりかなり粗く、やはり毎日使用するとエナメル質が削れてしまう可能性があるということでした。またヤニ取りなどに使用した後は歯科医院などでプロの人に仕上げ磨きをしてもらうことを勧めているとのことでしたので、電動クリーナーを付属の研磨剤を使って毎日磨いている人がいたらすぐに止めたほうがいいでしょう。付属の説明書にも「同じ箇所を何度も使用しないように」と書いてはありますが、実際に自分で同じ所を磨かないように気をつけながら使用することはかなり難しいと思います。

電動クリーナーによって白くする方法は歯を白くするいわゆる〝ホワイトニング〟ではなく、あくまでも表面の色素を取るだけの〝クリーニング〟なので、毎日一生懸命に磨いても歯自体の色を白くすることはできません。それどころかエナメル質が薄くなってくると象牙質の色が透けてくるようになり、かえって黄色く見えてくることがあります。また薄くなってしまったエナメル質にはホワイトニングも効果がなくなってしまいますので、最終的にはセラミックスによる治療になってしまうでしょう。そこでもし電動クリーナーを使用するなら是非次のように使ってください。

まず、初回は付属の研磨剤で歯を一本ずつ丁寧に磨きます。絶対に口全体を適当に磨かないでください。これをすると往々にして前歯の真ん中の一番膨らんでいる部分や歯の根元ばかりを磨いてしまいその部分だけが早く削れてしまうのです。なるべく同じところにあまり長い時間使用せず、汚れが取れたようならすぐに次の歯に移ります。長い時間磨いても歯が削れるだけで歯は白くなりません。

すべての歯を磨いたら仕上げに研磨剤の少ない歯磨き（知覚過敏用歯磨きなど）を電動クリーナーにつけて磨いてください。毎日の電動クリーナーの使用は何もつけずに行なってもよいでしょう。歯磨きを使うならなるべく研磨剤の少ないものを使用します。付属の研磨剤は三ヶ月から半年に一回で十分。この方法なら毎日研磨剤を使って磨くのと白くなり方はほとんど変わらないはずです。

ただ自分で行なうクリーニングでは磨き残しが必ず出てきますので、やはり定期的にプロにクリーニングしてもらうことをお勧めします。特に歯と歯の間や歯が重なっている部分などは付属のチップを使用してもかなり難しいでしょう。プロが行なうクリーニングは色素がついていない同じ部分を何度も研磨することはしませんし、数ヶ月に一回程度であればまったく問題ありません。歯と歯の間や細かい部分もきれいになります。電動クリーナーは歯医者さんで使うクリーナーをモデルにしたとのことですが、テクニックまでは真似できません。使い方さえ間違えなければかなりきれいになるとは思いますが、自分で磨き残しがないように、またエナメル質を不要に削らないように使いこなすにはかなりの熟練が必要でしょう。

14

フロスを上手に使おう

デンタルフロスは歯ブラシの次に代表的で重要な働きをします。歯磨きの方法の中でアメリカ人と日本人の決定的な違い、それが〝フロス（糸楊枝）〟です。アメリカ人のフロスの使用率は六〇パーセント以上。日本人は二〇パーセント以下といわれています。アメリカ人ではほぼ毎日使用しているのに対し、日本人は使用している人でも毎日という人は少なく一週間に一～二回程度の人が多いのです。このフロスの使用率の違いこそが、虫歯の発生率の違いといっても過言ではありません。

「歯を一日三回磨いているのになぜか虫歯になってしまう」。そんな人はいませんか。一日三回同じ所を磨いていても効果はあまりありません。ほとんどの人は歯の表面、歯と歯茎の境目と奥歯のかみ合わせをよく磨きます。しかし、現在の虫歯の多くは歯と歯の間から発生しており、この磨き方では一番虫歯になりやすい部分の汚れはまったく取れていないのが現状です。この部分の汚れを取るには「フロス」の使用がとても有効なのです。

フロスはナイロン製の細い糸が何本も絡み合って一本の糸になっています。これを五〇センチくらいに切って両手の中指に巻きつけて人差し指で押さえます。これを歯と歯の間に通し、それぞれの歯の両面に沿わせて上下に出し入れするように使います。フロスをただ出し入れするだけではダメ。乱暴にすると歯肉を傷つけてしまうこともあります。必ず丁寧に歯の面に押し付けて沿わせるように使ってください。これによって歯と歯の汚れを取ることができます。

フロスで歯に隙間ができたという話をたまに聞きますが、歯と歯の間の汚れが取れると歯肉が引き締まり隙間が空いたように見えることがあります。しかし、この場合はもともと歯肉が腫れていたものが健康に戻っただけです。乱暴にせず適切な使い方をすればフロスで健康な歯肉が退縮してしまうことはほとんどありません。安心してお使いください。

フロスにはワックスつきとワックスなしがありますが、初心者や歯と歯の間がきつい人はワックスつきのほうがいいでしょう。ワックスがついていると歯と歯

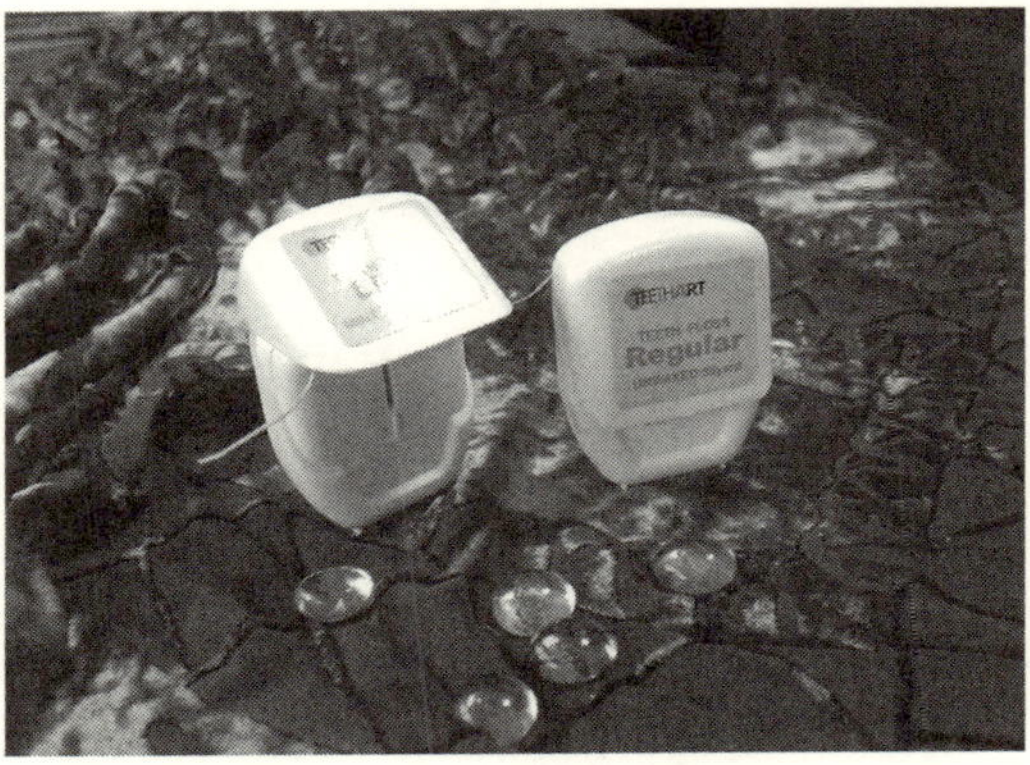

「ティースアート」オリジナルフロス

の間にスムーズに入れることができます。しかし、汚れを取る力はノーワックスタイプのほうが大きいので、慣れてきたらワックスなしにしてみてください。また、細い糸のものと少し太いテープ状のものがありますが、テープ状のほうが広い面の汚れを取ることができます。特別支障がなければ少し幅のあるフロスをお勧めします。歯のクリーニングにいらっしゃる方の中にも歯と歯の間の着色が強い方がいますが、この着色もフロスによってある程度防ぐことができます。ティースアートオリジナルフロスは汚れが取れやすい幅広タイプのフロス。初心者用のワックスタイプ（ライト）とノーワックスタイプ（レギュラー）があります。アメリカの製品の中にはフロス自体にホワイトニング剤がしみこませてあり、この色素を取りやすくしてあるものもありますので、是非一度お試しください。

いろいろな補助器具の使い方

歯磨きの補助器具にはいろいろなものがありますが、すべてをご紹介することはできませんので、ここでは歯を白くする補助器具についてご紹介しましょう。

ミニブラシ：普通の歯ブラシの1／5くらいの大きさで先がとがっています。奥歯の歯ブラシが届かない部分や歯と歯の間、矯正装置の下など細かいところを磨くのに適しています。ティースアートでは「ティースアート・ミニ」という名前で、このミニブラシを発売しています。

歯間ブラシ：すきっぱの人や歯肉が下がっている人、歯を抜いてブリッジが入っている人には必需品です。毛がついているワイヤーに柄がついており持ち運びにも便利です。

マウスリンス（うがい薬）：マウスリンスには虫歯予防のものや歯周病予防、口臭予防のものなどその用途によって含まれている成分が違います。ホワイトニング用のオーラルリンスは歯の表面に色素がつくことを予防するものや、色素を浮かせて取りやすくするもの、またアメリカの製品の中には歯を白くする成分が入ったものもあります。

ステインイレーザー（歯の消しゴム）：研磨剤を固めてゴム状にしたもので歯の表面の色素がついたところをこれでこすって使用します。歯全体に使用するのではなく歯ブラシで取りづらい細かいところをポイント的に使うのがコツです。これを使用したあとは普通の歯磨きで仕上げ磨きをすることをお勧めします。

ガム：虫歯になるからガムはだめ、なんて怒られたことありませんか。今では時代も変わり歯を白くするガムもあるのです。ガムは噛むことによって表面の汚れを落とす作用があるのですが、ホワイトニング用ではこの表面の汚れを落とす作用を強化してあります。色素の強い食べ物を食べたあとやコーヒーや紅茶、赤ワインなどを飲んだあとに噛んでいただくと色素が歯に沈着するのを防ぎます。

トゥースクロス：歯の表面をこの布でこすることにより汚れや色素を取り除くというもの。お出かけ先などや歯磨きができないときの代用器具としてお勧めします。

デンタルミラー：歯医者さんで使用しているお口の中を見る鏡のことをデンタルミラーといいますが、これをモデルにしたホームケア用のミラーです。ご自宅の洗面台の鏡などと一緒に使ってもらうことにより、歯の裏や上の歯の奥など見づらい部分も確認することができます。

あとがき

近年、日本でも歯のホワイトニングがブームである。ある有名女性ファッション誌の二〇〇三年読者アンケートで「これからトライしてみたい美容術」の堂々第一位に歯のホワイトニングが入っていた。昨年のあるテレビ番組の街頭インタビューでも「ボーナスの使い道は?」という質問に対し買い物、海外旅行に次いで歯のホワイトニングが第三位だった。ここ数年来の「美容ブーム」「癒しブーム」に乗った形となっているが、アメリカから遅れること十数年、私たち歯科医師から見ると「やっと」という感じがある。しかし、いつまでたっても〝脇役〟だった歯にスポットライトが当てられ、一躍主役の座を任されたことはとても喜ばしいことだ。アメリカではホワイトニングが流行してきた時期と虫歯が激減してきた時期がほぼ一致している。もちろん理由はこれ以外にもいろいろあるのだが、ホワイトニングが虫歯予防に一役買っていることは紛れもない事実なのである。このままブームが続きホワイトニングに市民権が得られれば、十年後の日本人の口の中の状態は現在とは比べ物にならないくらい改善され、あの虫歯の苦しみからも解放されるかもしれない。事実、先日発表された歯科疾患実態調査ではここ数年で虫歯の罹患率が低下してきている。日本歯科医師会では「八十歳で二十本の歯を残そう」という運動をしていますが、「八十歳になっても健康で白い歯」そんな夢を描いている。

しかし、ブームになると弊害も出てくる。一九九五年に『ティースアート』をオープンして以来、ここ数年追随してくるところが増えてきた。しっかりとやっているところももちろんあるのだが、中には見よう見まねでノウハウもなく始めたところもあって「白くならない」などの苦情が出てしまい、ホワイトニングそのものが疑問視されてしまう恐れがある。また、流行には必ず反対意見がつき物。僻みや誤解などもあるのだがそれだけが一人歩きしてしまうと消費者に不安を与えてしまう。情報社会にあって何が本当に正しいのかを知ることは難しいがとても重要なことである。ティースアートでは反対意見が示されたときにはすぐに専門機関に問い合わせをし、正しい情報を消費者に伝えるようにしている。このホワイトニングに関する正しい情報を紹介するために、今でも毎年二回渡米し最新情報やテクニックを勉強してきているし、関係研究機関とのコンタクトを常に持つようにしている。これにより安全で効果的なホワイトニングが可能となるのであり、筆者が国内で行なっている歯科医師向けの講演でも正しい情報を伝えることができる。ブームの今だからこそしっかりした基礎を築き、単なるブームで終わらせることなく他のエステやネイルと同じようにビューティのひとつとして認知してもらうには避けて通れない道である。

本書は私、椿智之がこの本を通して歯を白くすることの価値を、一人一人に直接会って話をしているように感じてもらうため、あえて専門家によるリライトをしてもらっていません。そのためにところどころ読みにくい箇所があるかも知れませんが、ご了承いただきたいと思います。

本書を手にした人たちが歯を白くすることの価値を感じ、一人でも多くの人がホワイトニングに挑戦してもらえれば幸いです。

最後に本書を発行するに当たり、ブライトスマイルを始めとする取材にご協力いただいた関係各社に厚く御礼申し上げます。

TEETHART

銀座本店　(11：00～20：00)
中央区銀座3—12—15
03—3541—3514

日比谷店　(11：00～20：00)
日比谷シャンテB1　03—3503—4618

新宿店　(10：00～20：00)
伊勢丹新宿店本館B2　03—3352—4618

渋谷店　(11：00～20：00)
セルリアンタワー東急ホテル3F　03—3464—8211

自由ヶ丘店　(10：00～21：00)
大丸ピーコック自由ヶ丘店4F　03—3723—4618

札幌店　(10：00～20：00)
大丸札幌店3F　011—207—4618

大阪梅田店　(10：00～21：00) 日、月、火は20：00まで
大丸梅田店B1　06—6344—4618

京都店　(11：00～20：00) 土、日、祝日は10：00より
四条河原町阪急6F　075—212—8635

幡ヶ谷店　(10：00～19：00)
渋谷区幡ヶ谷3—47—7
03—3378—8241

大阪心斎橋店　(9：00～12：00　15：00～20：00)
大阪市中央区心斎橋1—6—33モードオカビル4F
06—4963—7568

フランシュール

大阪店　(10：00～20：00) 木、金、土は21：00まで
うめだ阪急3F　06—6366—4618

銀座店　(10：00～20：00)
プランタン銀座5F　03—3538—3399

http://www.teethart.com

協力
ブライトスマイル、サンスター㈱、三井物産㈱
ノーベル・バイオケア・ジャパン㈱
㈱デニックス・インターナショナル

わたしは白い歯
――最新ホワイトニング&クリーニング法――

2003年4月20日　発行

著　者　椿　智之

装　丁　山本ミノ

発行者　宮島正洋

発行所　株式会社アートデイズ
〒160―0008 東京都新宿区三栄町17 四谷和田ビル
電　話　03（3353）2298
FAX　03（3353）5887
http://www.artdays.co.jp

印刷所　中央精版印刷株式会社

乱丁・落丁本はお取替えいたします。